Enrique Rojas

La ansiedad

Colección Fin de siglo / 3

Enrique Rojas

La ansiedad

EDICIONES TEMAS DE HOY

Primera edición: marzo de 1989
Segunda edición: marzo de 1989
Tercera edición: abril de 1989
Cuarta edición: mayo de 1989
Quinta edición: enero de 1990
Sexta edición: mayo de 1991

Colección: FIN DE SIGLO

Diseño de cubierta: Bravo/Lofish
Fotografía de cubierta: Oronoz (Edvard Munch, *El grito,*
Museo Munch, Oslo)
EDICIONES TEMAS DE HOY, S. A. (T. H.)
Paseo de la Castellana, 93. 28046 Madrid
Depósito legal: M. 17.026-1991
I.S.B.N.: 84-86675-70-7
Compuesto en Fernández Ciudad, S. L.
Impreso en Grefol, S. A.
Printed in Spain - Impreso en España

INDICE

A mi hermano Luis, ejemplo de orden y constancia en el trabajo profesional bien hecho.

PROLOGO

Hacer un libro sobre la ansiedad es una aventura apasionante para un psiquiatra. Pero es también un reto difícil. Sobre todo si uno quiere hacer un texto no muy extenso, en el que entren los aspectos más importantes del tema, teniendo en cuenta que el término «ansiedad» ha sido reflotado: ha pasado al lenguaje de la calle y su uso es frecuente.

A lo largo de estas páginas vamos a recorrer los lugares más relevantes en los que la ansiedad está presente. En las cartas de navegación se describen las líneas de viaje y los puertos donde hay que atracar. Esa es también mi pretensión: aclarar primero qué es la ansiedad, cómo se vive y cuáles son sus principales características; después, navegar por las aguas que de ella se derivan: las fobias, las obsesiones, la hipocondría y las enfermedades psicosomáticas.

La última parte del libro está dedicada al tratamiento, pues de nada valdría describir, analizar, detallar y clasificar, si al final no se expusieran las rutas más destacadas para superar la situación. *Todo tratamiento de la ansiedad debe hacerse mediante un diseño terapéutico tridimensional: biológico, psicológico y social.*

a) En las crisis de ansiedad casi todo es biológico (farmacológico).

b) En las experiencias de ansiedad generalizada buena parte del tratamiento es, además, psicológico (psicoterapia en sus distintas formas).

c) Cuando en el fondo de la personalidad se instalan los conflictos y éstos se envuelven en inquietud interior, aislamiento, incomunicación, vida monótona y ausencia de contacto interhumano, hay que añadir a los cauces anteriores medidas sociales (socioterapia).

El hombre de nuestros días está cada vez más vacío y, a la vez, surcado de inquietudes y desasosiegos. Su paisaje interior es árido, ingrato; está desierto de fecundidad. Hemos pasado en unos años de la era de la ansiedad a la época de la depresión. La melancolía planea sobre el hombre de la sociedad occidental. Pero en la melancolía subyace la ansiedad. De alguna manera la alimenta.

Este es el panorama. Ojalá que estas páginas aclaren ideas y sugieran rumbos positivos.

ENRIQUE ROJAS

11 de septiembre de 1988

INTRODUCCION

La ansiedad del hombre de hoy

Estamos en la era psicológica. Al final del siglo se puede afirmar sin temor a exagerar que *el mundo se ha psicologizado.* Cualquier análisis de la realidad que se precie va a descansar en el fondo sobre elementos psicológicos. ¿Por qué? ¿Qué ha pasado para que se haya operado este cambio tan marcado? ¿Cuáles podrían ser las claves que expliquen este fenómeno? No se puede dar una respuesta sencilla que resuma todo lo que está sucediendo. Son muchos los factores que han originado esta instalación en el campo de la psicología de una gran parte de la humanidad.

Para relacionar esto hay que señalar las luces y sombras de nuestra época actual. Tenemos haber y debe positivo y negativo. Por una parte están los grandes avances alcanzados, las cimas a las que ha accedido el hombre en estos últimos años. El despegue de *la ciencia* moderna, la acelerada *tecnificación* que nos ha permitido conquistar metas hasta ahora insospechadas, la *revolución informática,* que es capaz de simplificar los sistemas de ordenación y procesamiento de datos. También hay que subrayar la denominada *revolución de las comunicaciones:* ya no hay distancias en el mundo y en pocas horas nos plantamos en el otro extremo de la tierra; esto era hace tan sólo unos años algo impensable. De otro lado, se han despertado muchas conciencias dormidas, tales como los derechos humanos, la democratización de una gran mayoría de países que viven en libertad y la progresiva preocupación por la justicia social, que ha llevado a una equidad mayor por un lado y a la existencia de una clase media cada vez más sólida y estable por otro. Los altos niveles de confort y bienestar han cambiado la vida del ser humano de nuestros días, sobre todo si lo comparamos con el de principios de este siglo o si nos remontamos a la última etapa del siglo XIX. Hay que señalar también, en este balance positivo, la riqueza cultural de la actualidad, que va desde la música a la literatura, pasando por la pintura, la escultura, la ordenación de nuevos y grandes museos... La conciencia ecológica, que demuestra una nueva sensibilidad por la naturaleza, los espacios verdes y su posible degradación y, además, la nivelación o paridad de la consideración hombre/mujer: se está superando el machismo tradicional y se avanza hacia un feminismo bien entendido, que respeta y valora la condición femenina, y que reconoce que la mujer no puede estar discriminada en tareas intelectuales, políticas, artísticas, docentes, etc.

Pero en la cultura occidental actual hay sombras importantes. Algunas insospechadas, sorprendentes. Los *ismos* más importantes son los siguientes: de un lado, el *materialismo:* sólo cuenta aquello que es tangible, que se toca y se ve; es como el destino casi último de la sociedad de la abundancia. Junto a él se alinea el *hedonismo,* que pone como bandera fundamental el placer y el bienestar. Ambos nos dan una mezcla muy singular.

Sólo cuenta la posesión y el disfrute de unos bienes materiales que, por muy abundantes que sean, siempre terminan dejando insatisfecho el corazón humano. De ahí brotará una *vivencia de la nada,* que está muy cerca de lo que supone la experiencia de la ansiedad. Materializado el ser humano en sus aspiraciones más profundas, terminará deslizándose hacia una nueva decadencia.

Hay que subrayar también, como puntos negativos, la permisividad: no hay cotas, ni lugares prohibidos; hay que atreverse a todo, hay que probarlo todo, curiosear todos los rincones y recovecos de la intimidad humana. Hay que ir cada vez más lejos: llegar a lo inaudito y sorprendente, bordeando territorios antes vedados, y ser así cada vez más audaces e innovadores. Es importante también el *relativismo* que ha ido llevando a un marcado *subjetivismo:* todos los juicios son flotantes, todo depende de algo, como en una especie de cadena de conexiones; todo es relativo. Se produce así una absolutización de lo relativo. Además, el *consumismo:* ésta es una nueva forma de liberación. Estamos destinados a consumir: objetos, cosas superfluas, información, revistas, viajes, relaciones; se trata de tener cosas. La pasión por consumir. Hay a nuestro alrededor un exceso de reclamos, tirones, estímulos, y decimos que sí a casi todos ellos. De aquí surge un nuevo hombre: embotado, repleto de cosas, pero vacío interiormente. Va a ir siguiendo la ruta de la ansiedad, que terminará en una forma especial de melancolía e indiferencia.

Y salta otro dato en este inventario de factores: la *deshumanización.* Ha venido de la mano de la ciencia y de la técnica. El hombre tecnificado se desdibuja, pierde apoyo y consistencia, y llega a posponer el valor del ser humano como tal. Nunca a lo largo de la historia nos habíamos preocupado tanto del hombre como ahora y, a la vez, nunca había estado éste tan olvidado, tan cosificado, tan reducido a objeto. La sociedad actual vive en una permanente contradicción: dice una cosa y hace la contraria; predica unas teorías y en la práctica pone en juego otras muy distintas. Entramos así en una cierta *masificación:* gregarismo, todos decimos lo mismo, los mismos tópicos y lugares comunes. Así se alcanza una nueva cima desoladora y terrible: la socialización de la inmadurez, que va a definirse por tres notas muy especiales: la desorientación, es decir, el no saber a qué atenerse, el carecer de criterios firmes, el flotar sin brújula, el ir poco a poco a la deriva; la inversión de los valores, esto es, una nueva fórmula de vivir, el atreverse a diseñar la vida con unos esquemas brillantes y descomprometidos, pero sin fuerza, en una especie de ejercicio circense parecido al «más difícil todavía», pero en aras de una libertad voceada y ruidosa; y, en tercer lugar, el vacío espiritual, que no comporta ni tragedia ni apocalipsis.

Como vemos, la ansiedad va surgiendo de aquí y de allá en este recorrido analítico. Pero hay más aspectos que caracterizan esta cultura occidental de nuestros días y que no quisiéramos pasar por alto. Hay que mencionar la *exaltación del erotismo y la pornografía* inflados y a la carta: el ser humano queda rebajado, envilecido, reducido a la categoría de objeto. Es el sexo-máquina: orgía repetitiva y sin misterio. Se consume sexo. Y, al final, asoma de nuevo un vacío que es hartura y cansancio del ejercicio del sexo trivializado, convertido en un bien de consumo sofisticado. Los mercaderes del sexo ofrecen sus mercancías, atreviéndose cada vez a ir más lejos, a llegar casi al límite de la destrucción de lo más humano del hombre.

El autor francés Gilles Lipovetsky ha definido esta época como la era del vacío. Y Alain Finkielkraut concluye así: *Una sociedad finalmente convertida en adolescente.* Glucksmann prefiere definirla como *la sociedad del cinismo.*

Este es el *nihilismo de nuestros días.* Decían los existencialistas que la angustia era la vivencia de la nada: se saboreaban el vacío y la ausencia de contenidos. Es la disolución por ausencia; todo es hueco, laguna, vaciedad, desierto. En la versión moderna ésta es su anatomía interna.

Nihilismo que se define en versión inglesa como *apatía new look.* Desprecio de todos los valores superiores. Indiferencia pura. Es el desierto posmoderno. Se cumple el diagnóstico de Nietzsche, aunque con un poco de retraso: elogio del pesimismo y exaltación del absurdo. Etapa decadente, de apatía de las masas. Indiferencia por saturación de casi todo: esto ocurre en la gran mayoría de los campos, pero se observa con especial claridad en el campo de la información. Plétora informativa vertiginosa y detallada que termina por ser abrumadora, coyuntural, sin conclusiones personales y sin emociones duraderas. *Información no formativa:* no conduce a conseguir un hombre mejor, más completo, rico, denso y más preparado; al contrario, llegamos a una versión opuesta: un hombre débil, sin criterio, anestesiado por tanta noticia dispar, incapaz de hacer una síntesis de todo lo que le llega de aquí y de allá. El destino de todo esto apunta hacia una banda de transición que va de la melancolía a la desesperación, de la ansiedad al suicidio. En conclusión: la vida no merece la pena o es tan banal que el hombre moderno de la cultura occidental vive sin referencias ni puntos de apoyo sólidos. La existencia se hace insostenible.

Hay una novela que resume de alguna manera este tipo de vida. Es del Premio Nobel Saul Bellow y se llama *Herzog:* narra la vida de un profesor de la universidad, divorciado por tres veces, que está siempre decaído y sumido en unas brumas ansiosas. Se pasa el día medio tumbado y se escribe cartas a sí mismo diciéndose cómo se encuentra y haciendo, a retazos, un balance de su vida. Desde esa posición personal va construyendo una semifilosofía de la vida.

Ya no hay rebelión. Hemos pasado de los conflictos a la era de la ansiedad y de la depresión. Se han ido entronizando la apatía, la dejadez y una especie de neutralidad asfixiante. Para completar el mosaico de contradicciones, por otra parte, el hombre de nuestros días muestra una enorme curiosidad por todo. Quiere saber lo que pasa, lo que sucede aquí y allá. Estar atento y captar los cambios y movimientos que se suceden. *Todo le interesa, pero no construye nada o casi nada, ni humaniza al hombre.* Es una banalización general, contradictoria y sin brío. Se llega a vivir sin ideales, sin objetivos trascendentes, con la sola preocupación por encontrarse uno a sí mismo y disfrutar de la vida a costa de lo que sea..., y que pasen los días. La imagen de Woody Allen planea sobre el hombre moderno, a modo de síntesis.

Este es el panorama. De ahí emergen dos sentimientos predominantes de forma colectiva: la melancolía y la ansiedad. *El diagnóstico decadente de la cultura occidental* queda rubricado por estas dos notas afectivas. *Europa agoniza.* Ella, que había sido una escuela excepcional de civilización. Pero algo parecido ha ocurrido con los países más desarrollados del mundo libre no europeo: Estados Unidos, Canadá, Australia, Nueva Zelanda, Japón y algún otro, constituyen también un exponente similar, aunque con pequeñas diferencias.

Nadie hubiera imaginado que el mito del progreso indefinido a través de la técnica, que se inicia en el siglo XIX, fuera a terminar en este estado de cosas. Creyeron que la máquina sustituiría al trabajo del hombre, con lo que éste dispondría de mucho más tiempo para cultivar su ocio, pero entendido éste en el sentido clásico: la posibilidad de dedicar más tiempo a aquellas actividades superiores: filosofía, dialéctica, ciencia, arte y cultura en su más amplio sentido. Pensaban que de este modo se desarrollaría mejor la personalidad. Sin embargo, los hechos han sido muy distintos. Y en buena medida por la enorme influencia de la televisión, que todo lo abarca y de la que sólo son capaces de escapar las personas singulares. El hombre moderno no ha sabido sacarle partido a tantas ventajas como ha traído el progreso. O, dicho de otro modo, las ventajas se han visto contrarrestadas por las desventajas y el resultado está ahí.

La ansiedad es un termómetro que nos da la imagen del hombre de este final de siglo. Ya Spengler habló de *la decadencia de Occidente.* Europa y América han creado en más de dos mil años un repertorio de ideas, pensamientos, arte y cultura en general, realmente ingente. Una civilización, en definitiva, rica, frondosa, estimulante, generosa, creativa, apasionante. La tentación hoy es la suspensión de esa fuerza y la caída en una crisis giratoria que la deje aletargada durante una o varias décadas. Occidente ha apostado siempre a la carta de la razón. Parece que hoy ha entrado en una especie de enajenación, de pérdida del sentido colectivo. En una palabra, va a la deriva, sin rumbo, distraída y engolosinada por todo lo que suena, pero que va a ser moneda suelta, sin peso y sin firmeza.

El hombre está cada vez más lejos de sí mismo. Traído, llevado y tiranizado por ese conjunto de novedades antes expuestas: materialismo, hedonismo, permisividad, relativismo, deshumanización, consumismo, masificación, erotización y pornografía servidos a la carta, narcisismo y cultura del cuerpo, hasta llegar a esta decadencia singular en la que nos hallamos instalados: el nihilismo. La nada, el vacío, el desconcierto, la náusea, el suicidio.

La ansiedad y el estrés no son patrimonio exclusivo de atareados ejecutivos, de los profesionales del volante, del trabajo en cadena, sino que en la actualidad afecta a una gran parte de la población incluyendo, tal como se viene estudiando durante los últimos años, a las amas de casa, especialmente si además trabajan también fuera del hogar.

El estrés parece envolver a la sociedad actual durante casi todas las actividades diarias. Hasta el ocio se ve frecuentemente sometido a su influencia; no es raro ver personas agobiadas porque llegan tarde a una cena, al cine, etc. Realmente estas situaciones se alejan demasiado de una buena elaboración del tiempo libre, que muchas veces no nos sirve ni para descansar, ni para desarrollar nuestra cultura, ni para conseguir una buena comunicación con las personas más próximas. La incomunicación actual es otra de las paradojas relacionadas con la ansiedad del hombre de hoy. En una era en la que se han desarrollado tan espectacularmente los medios de comunicación (prensa, radio, televisión, teléfono, télex, etc.), las personas se sienten más solas e incomunicadas que nunca. Estos medios de comunicación han ido sustituyendo, como en el caso del teléfono, la entrevista directa y relajada por una conversación obligada (se atiende al teléfono en vez de concertar una entrevista), que en ningún caso tiene la riqueza comunicativa del diálogo cara a cara. En otras ocasiones, esta nueva comunicación no es tal, sino que se limita a una mera recepción de información (como en el caso de la televisión), información que por ser estandarizada es alienante y a la que se acude sobre todo por la facilidad y comodidad con que podemos recibirla. A menudo, este tipo de comunicación unilateral sustituye a la verbal —hay familias en las que se ha reemplazado la conversación durante las comidas por ver la televisión— restando, a su vez, estímulos para desarrollar actividades más creativas y selectivas.

La competitividad sustituye a la colaboración, otra paradoja si tenemos en cuenta que vivimos en la época del trabajo en equipo, incrementando no solamente la ansiedad, sino la frustración. A veces se puede llegar a pensar que no hay que hacer las cosas bien, sino mejor que otros, lo que supone una orientación de la vida distinta y desfigurada, que da lugar a una profunda insatisfacción que se añade a la ansiedad propia de una competitividad hipertrofiada.

Por otro lado, la actual *civilización del bienestar,* que realmente ofrece al hombre la posibilidad de acceder a una serie de bienes de consumo, le influye negativamente a través de un acoso publicitario por el que puede sentirse mal si no alcanza a obtener todo lo que se le brinda. Es más, estos bienes de consumo se sirven cargados de una imagen simbólica subliminal por la cual el objeto cobra un doble valor, ya que intenta simbolizar el triunfo, la pertenencia a determinado estrato social, la belleza, etc. Este culto a lo superficial y a lo material, a lo hedónico en definitiva, empobrece espiritualmente a la persona y la incapacita para el sufrimiento (cada vez el dolor es más temido, incluso de forma anticipada) y para asumir la muerte (cada vez hay más hipocondríacos); entonces brota la ansiedad ante la menor amenaza de enfermedad, de incomodidad, de fracaso económico, de pérdida de la belleza, incluso de vejez. Esta ansiedad es a menudo anticipada, es decir, surge antes de que realmente llegue el problema, ya que existe la sensación de incapacidad para superarlo, con lo que se teme que se produzca el propio desmoronamiento y la «disolución del yo», que es el fundamento último de la ansiedad.

Además, todo este conjunto de circunstancias hace que el hombre se olvide de reflexionar, con una cierta profundidad, sobre sí mismo, sobre lo que realmente quiere y pueda así elaborar un proyecto coherente de vida. Envuelto en un ritmo trepidante y a veces poco productivo, el hombre de hoy se olvida de por qué hace lo que hace, y actúa movido principalmente por las circunstancias que van saliendo a su paso; como si lo urgente, por urgente, fuese más importante que lo realmente importante; como si su tiempo tuviese menos valor que las cosas, cuando su tiempo es realmente su propia vida; como si lo material y lo externo fuese más importante que lo espiritual y lo íntimo.

El hombre actual no tiene tiempo de conocer a los demás ni de conocerse a sí mismo; incluso a veces, pasado el tiempo, un día se da cuenta de que ni siquiera se reconoce, de que se ha ido transformando en un desconocido, y queda profundamente desorientado al hacer un balance existencial.

I. CONCEPTO

Excursión etimológica

La palabra angustia proviene del latín *angor,* que etimológicamente hace referencia a una sensación de angostura, de estrechez, de estenosis. La raíz griega quiere decir «estrangular». En uno y otro caso hay una referencia a la opresión. En gran parte de la literatura médica *angustia* y *ansiedad* aparecen como términos sinónimos, y en algunas lenguas, como la alemana, sólo existe un vocablo que agrupa indistintamente a las dos: *Angst.* En cambio, en francés existen dos conceptos: *angoisse* y *anxiété.* Lo mismo sucede en la lengua inglesa: *anguish* y *anxiety.* En castellano hablamos también de dos experiencias distintas, aunque con gran frecuencia los psiquiatras no hacemos uso de esas distinciones y empleamos una u otra.

En el Diccionario ideológico de Casares [1] nos encontramos con lo siguiente: *Angustia:* «aflicción, congoja»; *Ansiedad:* «estado de desasosiego o agitación de ánimo». En el Diccionario de Moliner [2] leemos: *Angustia:*

---

1 CASARES, Julio, *Diccionario ideológico de la lengua española,* Editorial Gustavo Gili, Barcelona, 1954.

2 MOLINER, María, *Diccionario de uso del español,* Ed. Gredos, Madrid, 1971.

«intranquilidad con padecimiento intenso, por ejemplo, por la presencia de un gran peligro o la amenaza de una desgracia»; *Agobio:* «desazón o malestar causado por la sensación de no poder desenvolverse. Malestar físico intenso no causado por un dolor determinado, que produce sensación de no poder vivir»; *Ansiedad:* «estado del que ansía; preocupación o impaciencia por algo que ha de ocurrir». En el Diccionario de Martín Alonso [3] registramos esto: *Angustia:* «aflicción, congoja, mesticia, desconsuelo, tósigo, ahogo, agonía, agobio, amargura, ansia, consternación, tribulación, quebranto, tormento, cuita, sinsabor, pesadumbre, sufrimiento, melancolía, pasión de ánimo, añoranza, zozobra»; *Ansiedad:* «ansia, congoja, fatiga, inquietud, anhelo, afán, sed, ardor, agonía». En cuanto a las sinonimias, vemos con Sainz de Robles [4] las siguientes: *Angustia:* «ansia, aflicción, congoja, desconsuelo, desesperación, tormento, tristeza, pesar, indecisión, incertidumbre...»; *Ansiedad:* «véase ansioso»; *Ansioso:* «ambicioso, ávido, anheloso, apetente, anhelante, deseoso, vehemente...». Y en *Ansia:* «agitación, alarma, perplejidad, preocupación, intranquilidad, congoja, inquietud, desasosiego, temor, sospecha».

El concepto de ansiedad

Al enfrentarnos a todos estos conceptos parece que destacan de entrada algunas distinciones, siempre teniendo bien presente que tanto *angustia* como *ansiedad* van a participar de una vivencia nuclear común.

---

3 Alonso, Martín, *Gramática del español contemporáneo,* Ed. Guadarrama, Madrid, 1968.

4 Sainz de Robles, F. C., *Ensayo de un diccionario español de sinónimos y antónimos,* Ed. Aguilar, Madrid, 1975.

Si seguimos un *criterio cuantitativo* podremos realizar una cierta gradación de fenómenos inquietantes, entre los que cabe situar tres eslabones ordenados de menos a más: el *miedo,* la *ansiedad* y la *angustia.*

El *miedo* es un temor específico, concreto, determinado y objetivo ante algo que, de alguna manera, viene de fuera de nosotros y se nos aproxima trayéndonos inquietud, desasosiego, alarma. Aquí la clave está en la percepción de *un peligro real* que amenaza en algún sentido. De esta situación arrancan una serie de medidas defensivas que tienen el fin de esquivar, evitar o superar esa intranquilidad. Esas medidas son racionales y dependen del tipo de peligro concreto. En cada caso la estrategia que se fabrica es bien distinta, pero proporcionada al hecho en sí.

La *ansiedad* es una vivencia de temor ante algo difuso, vago, inconcreto, indefinido, que, a diferencia del miedo, tiene una referencia explícita. Comparte con el anterior la impresión interior de temor, de indefensión, de zozobra. Pero mientras en el miedo esto se produce *por algo,* en la angustia (o ansiedad) se produce *por nada,* se difuminan las referencias. De ahí que podamos decir, simplificando en exceso los conceptos, que *el miedo es un temor con objeto,* mientras que *la ansiedad es un temor impreciso carente de objeto exterior.*

A lo largo de estas páginas utilizaré sólo la expresión *ansiedad* para hacer más sencillo el texto, pero debe entenderse que entre ellas, entre la ansiedad y la angustia, existen diferencias tanto cualitativas como cuantitativas [5].

---

[5] Al referirnos a *los síntomas de la angustia* trazaremos las principales distinciones entre una y otra.

Puede parecer a primera vista que estas diferencias son poco importantes, pero no es así. Desde el punto de vista del tratamiento su enfoque será distinto, así como sus diseños curativos.

Vamos a bucear en lo que vive el hombre en el curso de la ansiedad. Nos referiremos ahora a la versión más privada, más íntima, más subjetiva de la misma. Este temor indefinido se experimenta *como anticipación de lo peor*. Es decir, el futuro, cargado de malos presagios, se precipita sobre el presente provocando una anticipación temerosa llena de incertidumbre. Y así como en el miedo se utilizan medidas racionales para escapar, ya que existe una referencia externa, en la ansiedad no se puede seguir ese camino, ya que lo indefinido de su objeto pone esa nota etérea y desdibujada hacia la cual no puede uno dirigirse. Por eso, la ansiedad está dominada por la perplejidad. Hay mucho en ella de sorpresa.

De otra parte, el impacto de la ansiedad va a provocar una distorsión de toda la psicología del sujeto, la cual podría quedar expresada como una *alteración* en el sentido etimológico de la palabra: la de sentirse traído y llevado y tiranizado por lo otro, por ese temor extenso, confuso y farragoso.

Se calcula que el porcentaje de la población que padece ansiedad oscila entre el 10 y el 20 por 100, dependiendo de que se trate de población urbana o rural y, por tanto, del ritmo de vida que ese tipo de sujeto pueda llevar. Si nos vamos a la consulta del médico general, podremos observar que aproximadamente el 30 por 100 de los enfermos que a ella asisten tiene ansiedad. No hay que olvidar que cuando la ansiedad es muy intensa y dura mucho tiempo, se producen manifes-

---

También nos referimos a esta cuestión en el capítulo II, en el apartado de *síntomas psicológicos.*

En toda depresión con fuertes cargas de ansiedad es conveniente, en un primer momento, tratar farmacológicamente esa inquietud interior mediante ansiolíticos y psicorrelajantes, y en cuanto haya remitido ésta, comenzar con los antidepresivos.

taciones físicas funcionales importantes, que, a la larga, constituyen el entramado de la *patología psicosomática.*

La ansiedad es una manifestación esencialmente afectiva. Esto quiere decir que se trata de una vivencia, de un estado subjetivo o de una experiencia interior, que podemos calificar de *emoción,* con las características apuntadas para la misma. A esto se añade un *estado de activación neurofisiológica* (*arousal* en el lenguaje anglosajón), que consiste en una puesta en marcha de los mecanismos que controlan la vigilancia (fundamentalmente córtico-subcorticales, pero mediatizados por la formación reticular). La consecuencia va a ser ese estado de alteración antes mencionado y que en términos de la psicología empírica denominamos *hipervigilancia.* La psicofisiología aquí seguida es similar a la del miedo, y no es otra cosa que una *defensa organizada frente a estímulos que rompen el equilibrio fisiológico.*

Al mismo tiempo, *esta ansiedad es adaptativa,* ya que ayuda a enfrentarse (si su intensidad no es excesiva) a ciertos requerimientos y exigencias concretos de la vida. Esto entra de lleno dentro del campo de la motivación. Ahora bien, la ansiedad libre y flotante del neurótico fásico es ya otra cosa y tiene otra lectura: no es adaptativa, antes al contrario, provoca respuestas de evitación e inhibición, manteniendo un estado de alerta de forma prolongada, sin que ya sea realmente necesario.

Definición de ansiedad y primera conclusión

La psiquiatría tradicional veía la ansiedad a través de dos variables básicas: la vivencial y la física. De aquí derivaban las dos principales series sintomatológicas. En los textos clásicos, las descripciones de los enfermos atendiendo al plano de la experiencia subjetiva eran las que determinaban, en bastante medida, la sintomatología, que se complementaba con una referencia a lo físico.

En la actualidad, el tema se analiza de modo más amplio, es decir, como un *modelo de enfermedad psíquica pentadimensional:* vivencial, físico, de conducta, cognitivo y asertivo. Son cinco vertientes las que se van a manifestar cuando se tiene ansiedad. La experiencia es, por tanto, rica, densa, compleja, como una sinfonía displacentera repleta de instrumentos diversos, pero con una unidad de fondo.

Esta forma de ver la enfermedad psíquica y, por extensión, la ansiedad, nos lleva a una redefinición de la misma que podría quedar expuesta del siguiente modo: *la ansiedad consiste en una respuesta vivencial, fisiológica, conductal, cognitiva y asertiva, caracterizada por un estado de alerta, de activación generalizada.* Por tanto, lo primero que destaca es la característica de ser una *señal de peligro difusa,* que el individuo percibe como una *amenaza*[6] para su integridad.

En un sistema informático, señales son aquellos signos que parten de un emisor y llegan a un receptor. En él se dan una serie de acontecimientos que son ca-

---

[6] La moderna psicología cognitiva ha desarrollado la llamada *teoría del tocadiscos* para tratar de interpretar la alerta emocional (MANDLER, 1962, 1987), explicando que todo se produce de forma similar a cuando se echa una moneda en una máquina tocadiscos; ésta selecciona un determinado disco, según el botón que se pulsa. En el mundo psicológico son los factores ambientales los encargados de seleccionar el comportamiento resultante.

Podemos hablar de dos tipos de alertamiento: los que *excitan* y los que *calman.* Unos dependen de la activación del sistema nervioso simpático; los otros, de la actividad del parasimpático; los síntomas de uno y otro son casi opuestos.

paces de poner en marcha toda esta *pentalogía,* un sinfín de situaciones y *life events.* Ahora bien, no todas las señales de peligro alcanzan un determinado nivel de conciencia. Para eso son necesarias dos premisas fundamentales: una *intensidad* suficiente y una *duración* que se prolonga en el tiempo. Si éstas faltan o no tienen la suficiente densidad, se producen sensaciones menos intensas, que no alcanzan los *panic attacks,* como verdaderas crisis de angustia libre y flotante *(free floating anxiety).*

Hay, por tanto, *desencadenantes externos* que pueden ser objetivados con evidencia, y *desencadenantes internos* constituidos por recuerdos, ideas, pensamientos, fantasías personales, etc., que actúan como estímulos y que deben y pueden ser controlados. Por eso es difícil predecir cuándo va a ponerse en marcha un ataque de ansiedad, aunque una de las tareas primordiales de la ciencia es la de predecir los fenómenos.

En los animales toda amenaza da lugar a un *programa biológico establecido:* son reacciones innatas, filogenéticamente antiguas y que van desde el reflejo de hacerse el muerto a la tempestad de movimientos, pasando por una serie compleja de reacciones de defensa, protección y evitación.

En el hombre el problema es mucho más complejo. Uno de los componentes menos estudiados está relacionado con la *orientación,* que obliga al ser humano a prestar atención a lo que le está sucediendo y a explorar su reacción global. Esto va a producir distintas conductas: de acercamiento, de ataque, de huida, de evitación, etcétera. En él se dan dos connotaciones a tener en cuenta: que el hombre *aprende* de hechos pasados y que por eso tiene también capacidad para *prever* eventuales peligros.

Pero no sólo es capaz de esto, sino que también puede analizar sus reacciones, lo que le está ocurriendo en un momento determinado ante esos peligros exteriores o esas amenazas internas mal dibujadas, lo cual le va a llevar de algún modo a controlar mejor su respuesta general, recibiéndola entonces disminuida de intensidad. *El aumento o la disminución de la ansiedad tiene mucho que ver con la elaboración individual de la información* que a ese sujeto le llega. Las condiciones son impuestas por la emisión de esas señales de temor y por la recepción de las mismas. Un ejemplo muy claro es el siguiente: una persona aprensiva tiende a incrementar todas las sensaciones que percibe, ya que existe un *plus de miedos* e inseguridades que matizan negativamente todo el procesamiento de la información que recibe y que se concretan en una hipertrofia global de la respuesta. De este modo, la gama de reacciones a la ansiedad puede ser de gran diversidad: desde la huida a las conductas de evitación, pasando por la búsqueda de protección, agresividad, depresión, etc. Tanto la etiología (una amplia gama de situaciones y momentos cargados de posibles temores y amenazas) como la respuesta pueden ofrecer una gran variabilidad en la ansiedad.

Cada día reconocemos mejor los estímulos atemorizantes. Cuando éstos tienen una gran intensidad, producen una excitación emocional fuerte, que puede bloquear el procesamiento de la información, surtiendo a la larga poco efecto. Por el contrario, los estímulos suaves, ligeros (Schmidt-Mummendy y Fröhlich, 1986), producen más efecto. Esto puede parecer contradictorio, pero la explicación es la siguiente: ese estímulo menor permite que la información sea procesada y utilizada intelectualmente. Esta es la línea que se sigue hoy respecto al tema de los estímulos subliminales, que antaño había sido despreciado por los estudiosos de la psicología empírica.

Sin embargo, existen algunas excepciones, como demostró el trabajo de Leventhal, Singer y Jones (1966). Estos autores quisieron mejorar la actitud de la población ante la vacuna del tétanos. Para ello elaboraron dos tipos de información, una suave y otra drástica, en la que daban a conocer las consecuencias negativas que se producirían si no se vacunaban. La información suave logró que un 31 por 100 de los sujetos de esa muestra de población pidieran vacunarse; con la información drástica lo hizo el 60 por 100. Probablemente esto se deba a que se trata de un asunto de salud física.

Activación máxima y mínima

Todos los procesos de activación ansiosa o estresante tienen un objetivo fundamental: preparar al organismo para la acción. Como hemos ido señalando a lo largo de las páginas de este libro, la ansiedad se vertebra en cinco planos claves: fisiológico, psíquico, de conducta, cognitivo y asertivo. Se trata de un proceso de adaptación a la situación que descansa en una *sobreactivación biológica,* como consecuencia de un bombardeo permanente de estímulos externos e internos.

La sustancia reticular en sus conexiones con la corteza cerebral por un lado y con los lóbulos cerebrales por otro (especialmente el frontal) va a ser la responsable. Aunque se puede hablar de dos estratos, uno superior y otro inferior, entre ambos existe una estrecha influencia.

Desde el punto de vista neuronal se pueden describir varias estructuras de arriba-abajo: la del *núcleo amigda-*

lino, que se encarga de controlar las respuestas fisiológicas a los estímulos ambientales; una dependiente de los *núcleos basales,* que se encarga de la activación tónica; y una final, más descendente anatómicamente hablando, en torno al *hipocampo,* que tiene la misión de coordinar todos los procesos de activación que se producen en el organismo.

Ahora bien, hay un mínimo y un máximo de activación. Ahí entra de lleno la teoría experimental de Eysenck (1982), que postula la existencia de dos activaciones, una general y otra particular. *La activación general pretende afrontar la situación mediante un estado de alerta, ensayando algunos tipos de rendimientos muy globales.* Además, está *la activación particular, que es más específica y que produce un estado de atención selectiva,* pudiéndose incrementar mediante acciones cognitivas.

Gray (1986) ha estudiado las diferencias de activación que existen entre los sujetos extrovertidos e introvertidos. Estas se sitúan de forma contrapuesta. Los introvertidos tienen un mejor rendimiento después de una situación de reposo, mientras que los extrovertidos realizan mejor sus tareas tras una marcada actividad.

La complejidad de la ansiedad y segunda conclusión

La afectividad se puede experimentar de diferentes maneras, pero las cuatro formas más habituales son las siguientes: sentimientos, emociones, pasiones y motivaciones. Las nombramos en plural por la riqueza que tienen. Cuando en la consulta psicológico-psiquiátrica vemos a una persona triste, hundida, desesperada o, por el contrario, alegre, contenta, pletórica, llena de ilusión por el futuro, al entrar en el análisis de lo que vive nos damos cuenta de los ángulos y vertientes que tiene el ser humano. La afectividad es como un mar sin orillas.

De ahí que al tratar de definirla necesitemos recurrir a ejemplos, metáforas o explicaciones largas y complicadas. Todo lo afectivo es interior. Es algo que mueve por dentro al hombre y lo lleva hacia posiciones bipolares, contrapuestas, diametralmente distintas: *placer-displacer, excitación-tranquilidad, tensión-relajación, aproximación-rechazo, activación-bloqueo.* La impresión interna es de impacto, tiene una nota de brusquedad súbita, de algo que sobrecoge y que deambula entre estos dos polos opuestos.

La American Psychiatric Association publicó en 1952 el primer manual diagnóstico y estadístico de los trastornos mentales, que se conoce con las siglas DSM-I (que corresponden a las iniciales de *Diagnosis and Statistical Manual of Mental Disorders*). En un principio estos criterios no fueron aceptados por todos los médicos de los diferentes países del mundo, ya que en muchos de ellos seguían vigentes las ideas y las clasificaciones del psiquiatra alemán Kraepelin, que tenían una ordenación bastante completa. Aquí se habló por primera vez de reacción de ansiedad.

En 1968 aparece la Clasificación Internacional de Enfermedades de la OMS, que se conoce con las siglas ICD-8, correspondientes a *International Classification of Disease* (el 8 se refiere a la octava edición). Ahora, en 1987, acaba de salir la denominada ICD-9-R (novena edición revisada), en la que también se sistematizan los principales cuadros clínicos en que aparece la ansiedad: neurosis de ansiedad, reacción de ansiedad, crisis y estado de ansiedad, y después todo el campo de las neurosis (cuyo síntoma principal es siempre la ansiedad, aunque afloren en su curso posterior otras manifestaciones), hasta llegar a la depresión neurótica, a las reacciones de adaptación y a los trastornos afectivos de la personalidad.

En 1967 aparece el DSM-II, como consecuencia de la buena acogida de su primera edición y de la necesidad de poder contar con unos diagnósticos prácticos y universalmente válidos. Ello facilitó la integración de la psiquiatría con otras ramas de la medicina. Se tenía así un *cuerpo de referencia.* Aquí la ansiedad es estudiada como el ingrediente esencial de las neurosis, que pueden diversificarse en distintas vertientes.

En 1980 aparece el DSM-III. Su nacimiento fue borrascoso, ya que hubo una gran ruptura con las clasificaciones precedentes y esto hizo que muchos psiquiatras del mundo se negaran a aceptarlo. Se observó una transición conceptual muy significativa: se pasó del concepto de *reacción* al de *neurosis* (DSM-II) y de éste al de *trastorno (disorder).* Van a quedar delimitados los trastornos por ansiedad en dos apartados: los estados de ansiedad y los trastornos fóbicos.

En 1987 ha salido el DSM-III-R (la versión reformada), con la denominación de *ataques de pánico,* que sustituye a la tradicional de *crisis de ansiedad.* Los criterios para establecer este diagnóstico son los siguientes:

Ataques de pánico

A. Al menos tres ataques en un período de tres semanas sin que haya existido un ejercicio físico intenso, una situación amenazante para la vida o estímulos fóbicos circunscritos.

B. Los ataques van espaciados por períodos de aprensión o de miedo y, cuando aparecen, tienen por lo menos cuatro de los siguientes síntomas:

- Dificultad respiratoria (disnea).
- Palpitaciones.
- Dolor o malestar precordial.
- Parada respiratoria o sensación de ahogo.
- Mareo, vértigo o sensación de inestabilidad.
- Sentimiento de irrealidad.
- Hormigueo en manos y pies (parestesias).
- Oleadas de calor y de frío.
- Sudoración.
- Debilidad.
- Temblor o estremecimiento.
- Temor a morir, a perder el control o a volverse loco.

C. Todo ello no se debe a trastornos físicos ni a otros trastornos mentales, como depresión mayor, trastornos por somatización o esquizofrenia (enfermedad psíquica grave en la que el sujeto se sale de la realidad; comúnmente «locura», «pérdida de la razón»).

D. El trastorno no está asociado con la agorafobia (temor de gran intensidad, desproporcionado, a los lugares abiertos: calles, plazas, etc.).

Frente a estos ataques existe además la ansiedad generalizada, que se presenta de modo persistente y que suele recorrer un camino que empieza en la ansiedad-fobia-obsesiones. Según el DSM-III-R se compone de los siguientes síntomas:

Ansiedad generalizada

A. Síntomas de al menos tres de estas cuatro clases:

- Tensión muscular.
- Hiperactividad vegetativa.
- Expectación aprensiva.
- Estado de vigilancia y exploración.

B. Estado de ansiedad continuo (de al menos un mes).

C. Esta vivencia no es debida a ningún otro trastorno.

D. Edad mínima de dieciocho años.

La ansiedad es aquella experiencia interior en la que todo es inquietud, desasosiego, estar en guardia y como al acecho esperando lo peor. Mientras en el miedo el temor es concreto, específico y se produce por algo, en la ansiedad el temor viene de todas partes y de ninguna, de ahí la perplejidad que produce, dándose como una especie de *desvanecimiento de los algos.* No hay nada o es la nada misma la que asoma en esa vivencia desoladora y atroz. Todo se vuelve etéreo y difuso, cargado de incertidumbres. Después vendrán más síntomas, de cinco series en concreto: físicos, psicológicos, de conducta, intelectuales y referidos al contacto social.

Causas y motivos que producen ansiedad

El porqué en medicina se llama *etiología.* En la práctica médica diaria, la del médico general, aparece la ansiedad con toda la riqueza de sus manifestaciones. Pero *la ansiedad es siempre un estado de alerta del organismo que produce un sentimiento indefinido de inseguridad.* Por ello, la amenaza se sitúa en dos planos inmediatos: el físico y el psíquico.

Para explicar cómo se produce es necesario distinguir distintas especies de ansiedad. Hablaremos de *ansiedad exógena, endógena y angustia existencial.* Empezaremos por esta última.

Hay que decir, de entrada, que la *angustia existencial* no es patológica. La tiene todo ser humano por el solo hecho de serlo. Es aquella que proviene de la inquietud de la vida y nos pone frente a frente con nuestro destino, con la muerte y con el más allá. Fue analizada por los filósofos del Existencialismo: Kierkegaard, Heidegger, Jean Paul Sartre, Albert Camus, Unamuno, Gabriel Marcel, etc. A esta corriente de pensamiento se la conoce con el nombre de *Filosofía de la crisis,* ya que estudia preferentemente al hombre justo en el momento de atravesar una situación límite. Esta es buena siempre y cuando no termine traumatizando al sujeto que es portador de ella. En ocasiones, un pensador excesivamente metido en estas concepciones puede desembocar sin darse cuenta en la ansiedad patológica.

La *ansiedad exógena* no es todavía propiamente ansiedad; mejor sería llamarla de otro modo. Es aquel estado de amenaza inquietante producido por estímulos externos de muy variada condición: conflictos agudos, súbitos, inesperados; situaciones encronizadas de tensión emocional; crisis de identidad personal; problemas provenientes del medio ambiente. Hoy se ha popularizado en el argot psiquiátrico hablar de los *life events:* acontecimientos de la vida que se sitúan en la antesala de la ansiedad, ejerciendo una fuerza y un poder de generarla a través de situaciones que entrañan algún riesgo o peligro, y que forman un amplio conjunto de factores que van desde problemas afectivos, dificultades laborales, fracasos sentimentales, problemas financieros, pérdida de seres queridos y un larguísimo etcétera.

La *ansiedad endógena* es la ansiedad propiamente dicha. Proviene, como hemos mencionado con anterioridad, de los sentimientos vitales. De ese estrato llamado *la vitalidad* en donde parece que confluyen lo somático y lo psíquico. Lo que Novalis llamaba *la costura* entre el alma y el cuerpo. La produce el organismo. Viene de la endogeneidad. Deriva de un trastorno psicofisiológico de estructuras cerebrales implicadas en la regulación de la vida emocional. Se trata de una serie de estructuras nerviosas, entre las que destaca el sistema límbico [7] principalmente; la corteza cerebral, un sistema de interrelación que se establece entre los dos anteriores, a los que deben añadirse una serie de sistemas de activación (unos específicos para cada tipo de trastorno emocional y otros inespecíficos), toda la endocrinología y el sistema nervioso vegetativo. Esta serie de conexiones funcionales van a ser las responsables de las distintas versiones de la ansiedad, pero siempre con ese núcleo común que ya hemos subrayado: *emoción*

---

7 El *sistema límbico* se encuentra situado en la zona intermedia del cerebro. Tiene dos grandes circuitos de información: el *fascículo dorsal,* que conecta con las zonas posteriores a él (el tálamo, el hipocampo, los cuerpos geniculados, los tubérculos cuadrigéminos y el cerebelo principalmente) y el *fascículo ventral* (que lo une con los tubérculos mamilares y las áreas preópticas). Uno y otro, además de enviar información, mantienen la estabilidad emocional del individuo.

En un libro como el presente no quiero entrar en excesivos detalles anatómicos y fisiológicos, que nos llevarían muy lejos y que, además, no aportarían nada de verdadero interés al lector al que van destinadas estas informaciones generales.

que se experimenta como amenaza (física y psíquica) y que va a provocar una reacción de alerta.

Parece ser que existe un centro cerebral, que es como el centro de alarma, responsable de ese espectro de fenómenos que se intercalan entre el miedo y la ansiedad [8]. Como veremos al final de la presente monografía, los fármacos que utilizamos para contrarrestar la ansiedad van a actuar en esta y en otras zonas vecinas. Hoy el tratamiento de la ansiedad tiene enormes éxitos y los medicamentos que utilizamos frenan, regulan y normalizan las alteraciones que se producen en estas áreas del cerebro.

Pero para concentrarnos más en el tema podemos distinguir cuatro parcelas fundamentales desde donde pueden originarse fenómenos ansiosos. Son los *aspectos endógenos, biológicos, psicológicos y sociales*. Por tanto, podemos afirmar que la ansiedad, aun siendo una manifestación esencialmente endógena, tiene una génesis polidimensional [9].

Lo *endógeno* es, de alguna manera, el patrimonio físico heredado. Aquí la base es biofuncional. Es la constitución por dentro. El endón se moviliza, corre, se expresa y aflora siempre movido por dos vientos principales: los acontecimientos externos de una parte y los

---

[8] Es el *nucleus coeruleus*, que va a recibir una gran cantidad de datos de las zonas adyacentes y que, a su vez, envía información hacia el sistema límbico y la corteza.

Hoy se está hablando mucho en la investigación más reciente de los sistemas cerebrales de ataque-huida, relacionados con vivencias de anticipación temerosa, que se deslizan hacia el terreno de la ansiedad.

[9] Ha sido el francés Pierre Janet el primero en elaborar una teoría de las neurosis y, por tanto, de la angustia, considerándola como un acontecimiento plural, de extensión y amplitud muy variadas.

Hoy, en la psiquiatría de nuestros días, se buscan bases biológicas, tanto bioquímicas como anatomopatológicas.

procesos somáticos de otra. Está situado en una zona fronteriza entre lo corporal y lo psíquico. Es la vitalidad a la que antes me refería al hablar de los sentimientos. Lo endógeno depende de la genética, la herencia y los cambios internos del organismo aunque, en bastantes ocasiones, los acontecimientos exógenos tiran de este plano y se producen acontecimientos ansiosos desencadenados.

Lo *biológico* alude a que muchas enfermedades físicas producen ansiedad, que se añade a los síntomas de ese cuadro clínico. Por lo general, esto suele suceder en enfermedades graves, importantes, de envergadura, en donde existe un riesgo vital auténtico. Así sucede en el cáncer, en enfermedades tiroideas, en procesos infecciosos agudos o en la adhesión a las drogas. Veamos un ejemplo extraído de mi casuística clínica:

> Se trata de un sujeto de sesenta años, casado y con tres hijos. Lleva una temporada sintiéndose mal, pero sin ser capaz de concretar qué es exactamente lo que le ocurre.
>
> Datos clínicos objetivos: ha perdido unos ocho o nueve kilos en los últimos cinco meses, gran cansancio anterior al esfuerzo, últimamente ha tenido unas hemorragias anales que le han alarmado mucho y han sido el detonante que le ha llevado a someterse a una exploración minuciosa.
>
> De este chequeo ha salido el diagnóstico. Cáncer hepático. La familia le ha dicho que era una infección y que en el curso de unas semanas todo habría pasado. Pero él ha notado mucho trasiego en la vida familiar, médicos, exploraciones, consultas conjuntas..., y «yo pienso que tengo algo grave: no me encuentro bien, me falta vida por días y veo a mi familia muy preocupada».
>
> Coincidiendo con unos días en los que se sintió muy inquieto, tuvo un *ataque de pánico morfeico*. De madrugada se encontró fatal. El mismo nos relata su experiencia:
>
> «Fue horrible, creí que me moría... Noté una sensación de falta de aire, como si no pudiera respirar y, al mismo

tiempo, el corazón se me salía por la boca, me latía con mucha rapidez. Por mi cabeza apareció la idea de la muerte; fue como un latido o una corazonada que me decía: "Has llegado al final." Me vi envuelto por un temor oscuro, raro, extraño y tremendo... No le deseo a nadie lo que pasé esa noche; me temblaba todo el cuerpo y me parecieron eternos los minutos que tardaron en venir a ver lo que pasaba.»

La exploración inmediata no demostró nada, tan sólo una evidente taquicardia. Tensión arterial normal, electroencefalograma también normal.

Estamos ante una crisis de angustia o de pánico que se enmarca dentro de otra enfermedad, que es la causante de la misma.

En estos casos hay que tener presente que la fuerte preocupación por la enfermedad que se padece colabora en buena medida en su desencadenamiento, ya que de ahí se derivan pensamientos en torno al futuro, a la muerte, a la trayectoria personal, a la familia y a tantas cosas como en esos momentos comienzan a circular por su mente.

Por tanto, la biología actúa desencadenando ansiedad de dos maneras fundamentales:

1. *La ansiedad aparece como un síntoma más de esa enfermedad,* lo cual es relativamente frecuente en las de marcada gravedad: cánceres de distinto tipo, enfermedades vasculares serias, drogadicción a la heroína, SIDA. En unas, lo que está en primer plano es el dolor crónico que no cede o la posible amenaza de aparición de un síndrome de abstinencia, que pone a ese paciente al borde de una situación límite.

2. *La ansiedad como crisis añadida, que aflora de modo súbito, inesperado, sin previo aviso.* Suele ser la

elaboración psicológica que se produce tras ese padecimiento.

En uno y otro caso se debe recurrir a la administración de sedantes que eliminen la ansiedad. Es particularmente interesante observar lo que sucede con los sometidos a transplantes renales: en el estadio de la hemodiálisis sostenida, en el período intermedio entre la estirpación renal y el transplante propiamente dicho, pueden registrarse manifestaciones ansiosas y depresivas posoperatorias.

En casi todos los transplantes suelen presentarse reacciones de ansiedad, claramente comprensibles. Penn [10] ha demostrado que son más frecuentes antes de

---

[10] Véase su trabajo de investigación «Psychiatric experience with patients receiving renal and hepatics transplant», en *Psychiatric aspects of organ transplantation,* editado por Castelnuovo-Tedesco, Grune & Stratton, New York, 1988.

Quiero mencionar también un trabajo nuestro:

ROJAS, E., y otros, «Modificaciones del estado de ánimo en pacientes depresivos», Congreso Internacional de Neurociencias, Ciudad de México, julio de 1980.

En él se estudiaron 50 enfermos que iban a ser intervenidos quirúrgicamente. Se hicieron dos grupos: *A,* en el que se incluían aquellos que fueron sometidos a una extirpación del estómago (gastrectomía) o de la vesícula biliar; el grupo *B* estaba formado por otros de intervenciones quirúrgicas muy diversas. Cada uno se componía de 25 pacientes. El método de trabajo fue el siguiente: en cada una de las muestras se llevó a cabo una exploración para ver cómo estaba el estado de ánimo, en el siguiente orden cronológico: cinco días antes de la operación, tres días antes y cinco y diez días después, respectivamente. Se utilizó una escala para medir la conducta depresiva y otra para la ansiosa, de tal manera que se obtuviera un resultado que se pudiera expresar numéricamente, como un análisis de sangre o de orina.

Los resultados fueron los siguientes: en el grupo A, el estado de ánimo fue ansioso antes de la operación y más depresivo después. Ello se justifica claramente: someterse a una intervención quirúrgica siempre produce inquietud y temor, ya que uno no sabe qué pasará. Lo depresivo se explica, además, por la anestesia, que deja tras la operación un cierto estado de laxitud que se asemeja al mundo de la melancolía.

la operación que después de ella. Esto responde también a una lógica coherente: la expectación que provoca en cualquier enfermo someterse a una situación de evidente riesgo vital. No obstante, algunos cirujanos (Kornfeld, Heller, Frank y colaboradores, Danilowicz, Sveinsson, González Carrascosa, etc.) han puesto de relieve las *manifestaciones psíquicas posoperatorias,* entre las que tiene un marcado relieve la ansiedad.

Ya me he referido de pasada, dentro de lo *biológico,* a un factor desencadenante de ansiedad: el cáncer. Todo enfermo canceroso que sabe o sospecha la gravedad de su enfermedad va a responder con signos iniciales de ansiedad que, a medida que evolucione el proceso patológico, se pueden teñir de melancolía e incluso de desesperación e ideas y/o tendencias de suicidio. Aquí todo dependerá de si antes ha sufrido o no épocas, fases o momentos depresivos; de si tiene o no antecedentes familiares; de la solidez de su sistema de creencias, etc. De cualquier manera, en este caso lo correcto es hablar de *reacción ansiosa y/o depresiva,* con lo que se delimita claramente lo que es sustantivo y lo que es adjetivo de ese conjunto clínico.

Lo *psíquico* se refiere a lo que desde Freud se conoce con el nombre de *psicodinámico:* la articulación de los diferentes momentos biográficos, que se conexionan entre sí y pueden hacer emerger la ansiedad cuando se analiza o recorre la propia vida, sin haber digerido muchos de sus aspectos más esenciales: unos

---

En el grupo B los resultados son similares, aunque la puntuación obtenida era algo menor.

Esto pone de relieve la existencia de estímulos ansiógenos: un examen, una prueba personal del tipo que sea, un negocio de envergadura, una preocupación importante, una noticia, el estar repleto de trabajo y sin tiempo para responder ordenadamente a las demandas profesionales que uno recibe y un largo etcétera de cuestiones en esa misma línea.

padres separados o muy distantes, hecho que el sujeto no ha podido superar; experiencias amargas que han dejado un gran impacto en su personalidad y que, al ser recordadas, dejan paso a estados de inquietud, desasosiego, zozobra interior. *Toda excursión hacia atrás de la propia vida es siempre dolorosa.* La existencia, a cierta altura de su curso, siempre es deficitaria. Y eso es doloroso y puede favorecer que surjan sentimientos de dos clases: ansiosa y depresiva.

Voy a distinguir tres esferas dentro del perímetro de los factores psicológicos:

1. *Traumas biográficos*

Ya antes los hemos mencionado. Agrupamos aquí todos aquellos factores que componen la historia de cada persona. Pueden ordenarse de varias formas: como acontecimientos *agudos,* súbitos, que se han presentado de pronto, inesperadamente (la muerte de un ser querido, un revés de fortuna, alguna frustración importante, una humillación que sitúa a ese individuo en una posición degradante o bochornosa ante los demás, etc.), y *crónicos,* que son los que operan de modo paulatino, sumativo, a lo largo de un espacio relativamente amplio de tiempo y van dejando una secuela progresiva.

Se dibujan también otros dos estilos: los *macrotraumas* y los *microtraumas.* Los primeros son rotundos, sólidos, terribles, pueden llegar a cambiar la vida, como si se tratara de un giro de trescientos sesenta grados. Tardan en olvidarse. Y, lo que es más grave, muchas veces no se superan. Hacer un inventario de ellos sería tan difícil como incompleto, ya que la vida humana no puede encerrarse en un esquema estrecho y simplista. Hechos reales como la ruptura conyugal, la pérdida de un hijo, el suicidio de un ser querido, el aborto provocado, la infidelidad del cónyuge, etc., son experiencias en las que el sufrimiento es entronizado y pueden ser una fuente futura en la que beber y saborear lo que es la ansiedad mezclada con otros sentimientos displacenteros. Huellas imborrables con un potencial ansiógeno.

Los segundos tienen menos importancia, son menudos, pequeños, más triviales, pero lo que aquí cuenta es su número, su insistencia, la reiteración con que van calando en la intimidad diariamente. Forjan una tupida red de tensiones y conflictos. Entre ellos, como si se tratara de unos hilos sedosos, se vertebra la ansiedad, enlazándolos.

Los traumas no digeridos convierten al hombre en neurótico. En el lenguaje coloquial lo expresaríamos como persona amargada, resentida, llena de contradicciones, atrapada en el pasado y sin capacidad para mirar hacia el futuro, rara, extraña, difícil, incapaz para llevar una convivencia armónica, atormentada, surcada por ríos de ansiedad que antes o después se desbordan. Ahí la tarea del psiquiatra es la psicoterapia: ayudarle a superar esos recuerdos, no desempolvando una y otra vez su pasado, a la vez que llevándole hacia posiciones psicológicas más positivas, descubriéndole metas, objetivos y propósitos.

Toda trayectoria humana tiene algunos traumas. El hombre sano los supera, los acepta, da por bueno el que se produjeran ya que, por lo general, sirven para la maduración de la personalidad. El neurótico queda atrapado en ellos, no sabe salir de esas mallas tejidas de sinsabores. El hombre psicológicamente sano vive instalado en el presente, tiene asumido el pasado y vive empapado de porvenir.

2. *Factores predisponentes*

Aquí vamos a situar, para hacer el tema más comprensible, un inventario de elementos que, de modo sumativo, van a ir colocando al sujeto en situaciones ansiosas, en las que se arremolinan además otros sentimientos diversos, como la frustración, la agresividad, el trabajo impersonal y anónimo (no gratificante), pequeñas y continuas situaciones ambiguas y contradictorias, problemas afectivos no resueltos, personalidad sin hacer (que no ha tenido un modelo de identidad y que, por tanto, no se ha encontrado a sí misma), problemas económicos encronizados, etc.

¿Cómo operan todos estos puntos hasta provocar ansiedad? Hay que subrayar que la ansiedad nace de cada una de esas circunstancias. Está ahí en forma de inseguridad, temor, etc. En estos casos se trata de algo concreto que tiene un perfil negativo. Al persistir los hechos negativos, el miedo real se mete en otros planos de la vida personal, la invade y la envuelve, terminando por convertirla en ansiedad libre y flotante.

3. *Factores desencadenantes*

El recorrido por los diversos factores y elementos que van moviendo la biografía hacia la ansiedad supone un vaivén fluctuante que termina desatando oleadas de temores difusos: es la ansiedad.

Aquí tenemos que hablar de los tramos finales de una larga cadena. Hay ya un fondo preexistente, un terreno abonado en el que es fácil que prosperen sentimientos angustiosos ante ciertas circunstancias, produciéndose entonces estallidos de ansiedad.

Aquí pueden agruparse, apretadamente, todos los contenidos psíquicos que antes apuntábamos, pero con una nota nueva: llegan en el momento preciso, irrumpen sobre un edificio ya resquebrajado, actúan como detonantes serios. Por eso, en esos instantes se puede perder el control de todo y llevar a cabo, incluso, una amenaza contra uno mismo: es el intento de suicidio.

Lo social ha tomado hoy una gran importancia. Los aspectos más llamativos hay que verlos a través del aislamiento, la soledad, la incomunicación, tipos de vida excesivamente monótonos, el paro laboral o una actividad laboral intermitente. Trataré de explicar esto a través de una historia clínica:

Se trata de una mujer de sesenta y un años. Reside en Madrid, aunque es de origen catalán. Soltera. Vive con dos hermanos (uno de cincuenta y cuatro años que no trabaja y otra de sesenta y cinco que acaba de jubilarse, dejando su empleo en la Administración).

Retrato psicológico: siempre fue una chica lista, despierta, avispada. No estudió en un principio, pero a partir de los veinticinco hizo la carrera de Agente de la Propiedad Inmobiliaria, que nunca llegó a ejercer.

De pequeña tuvo malas relaciones con su madre, que en distintas ocasiones la echó de casa. Quedó muy traumatizada por esto. No salió casi con chicos. Se le pasó la edad de casarse. Siempre tuvo intereses culturales: iba a conferencias, exposiciones de arte, reuniones literarias..., pero se fue alejando de la realidad.

Viene a la consulta diciendo:

«Quiero morirme; estoy en una situación dramática. Vivo en una casa en la que casi no nos hablamos. Mi hermano es muy corto de cabeza y con mi hermana no me entiendo. Me duele todo. ¿Tendré un cáncer o algo grave? Estoy muy triste, sin ganas de nada, angustiadísima, sin ilusiones, pensando todo el día en enfermedades y síntomas que noto. No salgo casi de casa. He perdido mis antiguas relaciones y cada vez me encuentro peor. Estoy hundida. Mi vida no tiene sentido.»

Este caso clínico nos va a permitir adentrarnos en el problema sociogénico de la ansiedad. Se trata de una persona que lleva un tipo de vida monótono, sin relaciones humanas, con un trato diario conflictivo, sin posible solución; se añade el que no tiene ninguna ocupación profesional. De otro lado, se ha ido hipocondrizando, lo que suele ser frecuente en aquellos cuadros clínicos en los que la ansiedad no puede canalizarse de otra forma, amén de un aislamiento patológico. Creo que este caso es un exponente de cómo los factores sociales pueden desembocar en ese mar de la angustia.

Veamos otra historia clínica bastante gráfica:

Se trata de una mujer de cuarenta y cuatro años, soltera, que vive con un hermano también soltero y una tía de cerca de noventa años que padece un síndrome arteriosclerótico, con días en los cuales tiene una marcada desorientación témporo-espacial y un lenguaje incomprensible, marcado por su deterioro psicoorgánico.

Siempre ha sido una persona más bien tímida y apocada:

«Yo he vivido siempre muy apegada a mi madre y he compartido la vida con ella. Nunca pensé en que algún día me pudiera faltar. No he sufrido gran cosa en la vida, porque mi madre y en general mi familia lo eran todo. ¡Qué suerte tiene la gente que empieza a sufrir pronto y así ya sabe lo que es eso!

»Cuando murió mi madre me derrumbé. Pasé mucho tiempo acostada y sin fuerzas, hundida, dándole vueltas a lo que es la vida. Yo no estaba preparada para sufrir. Empecé a estar triste y muy nerviosa. No salía nada ni tenía amigas. Mi hermano se puso a beber y, cuando salía, volvía siempre medio borracho. Trabajo como ATS y en mi trabajo comenzaron a notarme rara. Todo el mundo lo atribuía a la muerte de mi madre y a lo unida que estaba a ella. Pero estoy cada vez peor y ya ha pasado casi un año. Ahora lo que siento es una soledad inmensa y mucha taquicardia, como una opresión en el pecho. A veces pienso que me voy a volver loca, que algún día perderé la cabeza.

»No salgo casi nada, mi vida se ha vuelto monótona: de casa al trabajo y del trabajo a casa. Cuando llego me encuentro con ese panorama: mi hermano sin trabajo, bebiendo, y mi tía llevando una vida prácticamente vegetativa.»

Después de la primera entrevista se le explicó a la enferma lo que le ocurría y las claves principales de su psicología, muchas de las cuales habían sido las condicionantes de su estado psíquico actual. Se resistía a tomar ansiolíticos y antidepresivos, porque pensaba que eso la tendría «como drogada». Aceptó tomar una medicación, pero muy ligera, que la mejoró bastante. Se le trazó un *diseño psicosocioterapéutico:* programa de conducta que hizo a regañadientes, y se ensayó un esquema para modificar sus hábitos tan monótonos de vida. Mostró grandes resistencias ante ambos, aduciendo que le costaba mucho trabajo y que «no caía bien» a la gente.

Aquí vemos un típico ejemplo de ansiedad insertada en una depresión desencadenada por un *life events* y mantenida por un tipo de vida neurótica. Su evolución ha sido mala, con etapas muy negativas, repletas de ansiedad, y otras en las que se ha encontrado deprimida, desesperada. Sus planteamientos en la vida han sido pobres, su afectividad vacía y sus malas relaciones familiares han dado lugar a un día a día hueco, sin contenidos. Su único apoyo, ahora, es una psicoterapia que la ayude al menos a conectarse con el exterior, pero sin más perspectivas.

El estrés es una de las situaciones más frecuentes del hombre moderno. En los países desarrollados lo padece más de la mitad de la población. Los orígenes de esta noción son muy antiguos. Ya Hipócrates, a quien se considera el padre de la medicina, subrayó la existencia de un *vis medicatrix naturae,* un poder curativo de la naturaleza, es decir, la puesta en marcha de una serie de mecanismos biológicos, con el fin de defendernos de las agresiones provenientes del exterior.

Pero la investigación sobre el estrés no se produce hasta el siglo XIX, con el médico francés Claude Bernard, que se hizo célebre por ello. Más tarde, el médico escocés Haldane observó que lo que diferencia a los seres vivos de los que no lo son es su capacidad de adaptarse al cambio. No obstante, los trabajos más importantes fueron desarrollados por Hans Selye a mediados de este siglo en la Universidad de McGill en Montreal. Estos estudios se basaron en el análisis de ciertos enfermos que sufrían preocupaciones muy intensas sobre temas capitales para ellos, y pusieron de manifiesto los siguientes síntomas: cansancio físico muy marcado, pérdida de peso, disminución de la fuerza muscular, malestar general, etc.

Más tarde, el propio Hans Selye investigó cómo una inyección de sustancias tóxicas producía cambios hormonales muy ostensibles en ratas de experimentación. Extrapoló esto al hombre y comprobó cómo diversos estímulos negativos producían los mismos síntomas antes apuntados. Estos síntomas fueron definidos como *índices objetivos del estrés,* denominándose el fenómeno *síndrome general de adaptación (SGA).*

¿Qué es el estrés? ¿Cómo podemos definirlo? ¿En qué consiste? ¿Cómo se produce? ¿Cuáles son sus principales factores desencadenantes? *El estrés es la respuesta del organismo a un estado de tensión excesiva y permanente que se prolonga más allá de las propias fuerzas.* Se va a manifestar a través de tres planos específicos: físico, psicológico y de conducta. Dicho de otra forma, lo que le ocurre al sujeto con estrés es que se sitúa en unas condiciones de vida que le llevan continuamente al borde del agotamiento. Lleva acumulados un sobreesfuerzo constante, una tensión emocional y/o intelectual fuerte, un ritmo vertiginoso de vida, sin tiempo para nada. Aquí lo fundamental es el tipo de vida. Siempre abrumado, sobrepasado en las propias posibilidades, permanentemente desbordado, agobiado, sin un minuto libre, arrastrando un cansancio crónico. No hay tregua posible para su trabajo, ya que intenta atender simultáneamente a demasiadas exigencias inaplazables.

La consecuencia es una hiperactividad incontenible, imparable, que pretende llegar a demasiadas cosas y que acaba por no estar lo suficientemente atenta a todas y cada una de ellas.

El hombre con estrés vive en una tensión constante. Y esto afecta a todo el individuo. Lo primero que se va a ir observando es una reacción de alarma, derivada de «ese estar agobiado por mil cosas». Se caracteriza por una serie muy compleja de modificaciones bioquímicas que tratan de compensar ese estado de excesiva actividad: bajo nivel de glucosa en sangre, descargas masivas de adrenalina, aumento del catabolismo general de los tejidos, etc. El cortejo sintomático está presidido por excitación cardíaca, aumento del tono muscular y trastornos gastrointestinales difusos.

La segunda etapa se denomina *fase de resistencia.* Se produce cuando ya se ha alcanzado una cierta adaptación a esa sobrecarga prolongada que pretende neutralizarlo. Persiste todo igual que al principio, lo que sucede ahora es que se eleva el nivel de resistencia por encima de lo normal. El individuo se ha acostumbrado a llevar ese ritmo trepidante de vida.

Finalmente, se llega a un tercer y último estadio: es la *fase de agotamiento,* tras la supervivencia de las dos primeras. Aquí el sujeto se derrumba y fallan todas las estrategias de adaptación. Las energías van desmoronándose y los signos de reacción empiezan a ser ya irreversibles. En esa etapa final el hombre está extenuado. Vamos a sumergirnos en la siguiente historia clínica:

> Nos encontramos con un hombre de cincuenta años. Se dedica a los negocios. Estudió Derecho, aunque más tarde derivó hacia el campo de la Economía, haciendo un master en USA.
>
> Su despegue profesional se ha producido entre los cuarenta y los cuarenta y cinco años. Ahora está en un momento de consolidación y firmeza aunque, como vamos a ver, vive una verdadera crisis tanto física como psicológica.
>
> Viene a consulta y nos cuenta lo siguiente:
>
> «Doctor, he pensado mucho antes de venir a verle, pero ha llegado un momento en que han sido mi mujer y mis hijos los que me han presionado para que venga a su consulta. Estoy agotado, roto, sin fuerzas... Pero no puedo dejar mis actividades. Estoy metido en una rueda de negocios muy complicados y yo tengo siempre que estar en medio.
>
> »Tengo permanentemente una opresión en el pecho. Desde hace unos meses no me concentro bien: oigo al que me habla, pero no le escucho; el otro día estaba hablando por dos teléfonos y no sabía si era por la mañana o por la tarde, si había desayunado o acababa de comer... Tengo

un insomnio muy fuerte, me acuesto muy cansado y mi cabeza no para de darle vueltas a este tema, a aquel otro y al de más allá.»

Me cuenta su mujer que la situación es mucho más aguda de lo que él relata:

«Está irascible, nervioso, no escucha a nadie, con un carácter muy fuerte, que nunca había tenido. Además de que casi no nos vemos. Lo único que hacemos es desayunar juntos los días que está en Madrid.»

Hace una semana tuvo un ataque de pánico en el que predominaban taquicardia, hipersudoración, dificultad respiratoria, sensación de muerte inminente y un gran terror. Fue al internista, que le hizo una serie de exploraciones y no encontró nada. Pero le recomendó que visitara a un psiquiatra.

Este caso clínico es muy gráfico. Para el tratamiento hemos seguido la siguiente pauta:

1. *Medicación*

Ha tomado un ansiolítico, en concreto *alprazolan,* en dosis de un miligramo en desayuno, comida y por la tarde. Además, un facilitador del sueño para conseguir que pudiera dormir por la noche; se le dio *flunitracepan,* dos miligramos unos veinte minutos antes de acostarse. Y, por lo mañana, una gragea en medio del desayuno de *clorhidrato de cafedrina* para que no bajara su tensión arterial.

2. *Medidas psicológicas*

Empezar a recortar actividades. Diseñamos con él un esquema semanal de trabajo en el que incluimos horas de sueño, hora de llegada a casa, etc. Le insistimos mucho en las modernas *técnicas asertivas,* mediante las cuales tiene que ir aprendiendo a decir que no ante tantas demandas de unos y de otros: «No voy a cenar, no hago esa comida de trabajo, no me embarco en ese otro negocio porque no puedo abarcar ya más, dedico más tiempo a mi familia, estoy con mis hijos y aprendo a disfrutar con ellos.» Es decir, se le dio un listado de observaciones psicológicas y se le motivó para que lo llevara a cabo.

3. *Otras medidas*

Se le recomendó empezar a hacer deporte un día a la semana —hace más de dos años que había abandonado cualquier práctica de este tipo—, concretando día, hora y persona/s. Por otro lado, se elaboró en consulta una técnica de relajación sencilla y se le dio un libro de instrucciones para que él mismo fuera haciendo los ejercicios en su casa todas las noches, durante unos veinte minutos.

Ha mejorado sensiblemente. Lo más difícil para él ha sido recortar sus actividades. Estaba acostumbrado a decir que sí siempre y a todos. Por ese camino el destino es fácil de prever: no se vive, no se está con uno mismo, sino que se anda de acá para allá, en un sinfín de actividades que terminan en situaciones insostenibles.

El estrés es el mal del ejecutivo y del hombre de negocios. El amor desordenado al trabajo y el no decir basta son sus principales raíces.

Generalmente la secuencia sigue el *orden trifásico* antes descrito: reacción de alarma → fase de resistencia → fase de agotamiento. Ahí se imbrican mecanismos metabólicos, endocrinos y nerviosos, que se conjugan de forma difícil y complicada.

La mayoría de la gente se pasa la vida trabajando. Amor y trabajo son los dos elementos esenciales de la vida humana. Habría que situar como telón de fondo la cultura. Entre los tres se despliega la existencia armónicamente. Pero es esencial saber situar las coordenadas del trabajo: que éste sea ordenado, sistemático, racional, realista y exigente a la vez, sabiendo posponer y aplazar lo que no es fundamental. *El amor desordenado al trabajo es una forma de egolatría o una incapacidad para poner orden en nuestra jerarquía de valores.* No olvidemos que *la vida es un arte.*

Si trabajar es importante, también lo es descansar. Suelo recomendar a las personas que me visitan en mi consulta, que aprendan a descansar. Lo que no quiere decir que uno no haga nada, sino que sepa relajarse, desconectar, zambullirse en tareas que le distraigan, hacer algún tipo de ejercicio físico de acuerdo con sus características personales, cultivar aficiones, estar con la familia, descansar con los amigos, leer un buen libro... En una palabra, disfrutar de tantas cosas buenas e interesantes como existen y seleccionarlas según las preferencias personales.

En el cuadro número 1 describimos el listado de los principales síntomas del estrés.

El estrés es un mal de nuestros días. La vida tiene un ritmo febril, trepidante, las actividades se suceden velozmente y todo tiene que llevarse a cabo con urgencia, aceleradamente, para sacarle al tiempo la mayor eficacia. Pero llega un momento en que ese hilo vital se rompe por el sitio más débil. Esas *zonas de ruptura* o evoluciones negativas del estrés suelen ser las siguientes:

Cuadro núm. 1

SINTOMAS DEL ESTRES
Síntomas físicos
Taquicardia.
Aumento de la tensión arterial.
Hipersudoración.
Dilatación pupilar.
Temblores.
Excitación general.
Insomnio.
Sequedad de boca.
Síntomas psíquicos
Inquietud.
Desasosiego.
Miedo difuso.
Disminución de la vigilancia.
Desorganización del curso del pensamiento.
Disminución del rendimiento intelectual.
Desorientación témporo-espacial.
Atención dispersa.
Síntomas de conducta
Imposibilidad para relajarse.
Perplejidad.
Situación de guardia-alerta.
Tensión muscular facial y mandibular.
Caminatas sin rumbo (ir y venir).
Frecuentes bloqueos.
Irritabilidad, excitación, respuestas desproporcionadas a estímulos externos.

1. *La úlcera de estómago*

Como veremos en el curso de estas páginas, la ansiedad sostenida durante mucho tiempo se convierte a largo plazo en trastorno psicosomático. Expresado esto en un lenguaje metafórico podríamos decir que fuertes tensiones emocionales, una ansiedad vivida durante mucho tiempo o un estrés crónico terminan por canalizarse hacia dentro y se dirigen hacia los órganos «más expresivos» del cuerpo: aparato digestivo, cardíaco y respiratorio preferentemente.

2. *El infarto de miocardio*

Es típico en este tipo de individuos. Ahora veremos un caso clínico muy ilustrativo. Someter a «esa bomba central» que es el corazón a una dinámica mayor de la que realmente puede llevar a cabo, suele conducir a esto. Consiste en que una parte de la masa cardíaca queda privada súbitamente de circulación sanguínea debido a la obstrucción de vasos arteriales o venosos.

A ambos supuestos puede asociarse la disnea respiratoria emocional (dificultad para respirar, sensación de falta de aire o necesidad de hacer una inspiración-expiración más profunda).

3. *Crisis conyugales, problemas de comunicación y cambio negativo de la personalidad*

Aquí nos vamos a encontrar con un *continuum* de hechos en la misma dirección: la modificación de la personalidad en sentido negativo, tanto para sí mismo como para la relación con los demás. Es muy frecuente la crisis y posterior ruptura conyugal en un sujeto estresado.

> Estamos ante un hombre de cuarenta y siete años. Es el auténtico *self-made man:* se ha hecho a sí mismo. Es de extracción modesta, pero con una gran fuerza de voluntad.
>
> Empezó siendo administrativo de una empresa pequeña, pero muy saneada, que tenía un buen funcionamiento. Más tarde, pasó a ser una especie de administrador. Su ca-

pacidad de trabajo y su sentido de la responsabilidad le permitieron granjearse la simpatía y amistad de sus jefes.

Viajó con ellos por España y el extranjero. Le fueron dando más responsabilidades. Creó un negocio propio. Se hizo socio de sus antiguos jefes. Fue ascendiendo día a día. En los dos últimos años su trabajo desbordante le ha llevado a ser considerado como un gran hombre de negocios.

El saldo negativo es el siguiente: hace cuatro meses tuvo un infarto de miocardio e ingresó en una clínica. A su salida, entró en una fase depresiva. Y es curioso, porque este recorrido suele ser inverso por lo general. Durante la depresión aparecieron dos síntomas que ensombrecían el pronóstico inicial: ideas y tendencias suicidas y un insomnio muy acusado (se dormía nada más acostarse, se desvelaba a las dos horas y ya no podía conciliar el sueño).

Otra nota negativa: crisis conyugal y distanciamiento de los hijos. Evolución: intento de suicidio (tomó dos envases de tranquilizantes). Fue muy aparatoso. Estuvo ingresado en una clínica psicológica. A raíz de ello, se ha producido un acercamiento entre él y su familia.

El tratamiento incluyó antidepresivos, psicorrelajantes y medicamentos para facilitar y consolidar el sueño. Pero con una nota peculiar: hemos utilizado dosis muy bajas, ya que este sujeto tiene una hipersensibilidad a los psicofármacos (le producen un efecto excesivo: al principio del tratamiento estuvo varios días casi dormido y tuvo efectos secundarios muy acusados: sequedad de boca, estreñimiento, temblor distal en las extremidades superiores).

Una vez dado de alta, el gran problema ha sido concienciarlo para que cambie de vida: tiene que corregir sus hábitos, empezando por trabajar menos y aprender a descansar. Su reto está en recuperar a su mujer; esto va a costarle, pues la relación se ha deteriorado mucho al sentirse ella muy abandonada.

Aquí observamos un caso bastante representativo, aunque con la atipicidad mencionada. En el cuadro número 2 se muestran las variables que entran a formar parte en la elaboración de la ansiedad. Por *procesamien-*

to de la información entendemos la manera de elaborar mentalmente todo lo que a ese sujeto le llega de fuera y de dentro. En la psiquiatría moderna se considera que el cerebro es como un ordenador, que procesa lo que le llega según unas leyes, pero en el que todo depende de la forma de sistematizar y ordenar el material: percepciones, memoria, pensamientos, juicios, aprendizaje, solución de problemas..., con el único fin de comprender la conducta humana. Esto lleva a una visión particular de uno mismo, a una interpretación de la realidad personal y a un modo de ver el futuro.

El término *cortex* se refiere a la corteza cerebral. El sistema límbico es una estructura intermedia del cerebro a la que se ha llamado *cerebro emocional,* pues es allí donde se consolidan y «residen» las emociones y los sentimientos. Los *cambios fisiológicos periféricos* dan lugar a los síntomas físicos de la ansiedad: taquicardia, hipersudoración, temblores, dificultad respiratoria, náuseas y/o vómitos, etc.

Cuenta también la experiencia anterior, es decir, todo lo que el sujeto ha vivido hasta ese momento. La información verbal es la expresión lingüística de la vivencia de la ansiedad, los síntomas psicológicos que necesitan de la palabra para ponerse de relieve: temor a perder el control, temor a la muerte, a la locura, ganas de huir, de marcharse, sensación de vacío interior, etcétera.

También observamos el lugar donde actúan los medicamentos que frenan, controlan y disuelven la ansiedad: el sistema límbico y el haz dorsal (que es un conjunto de fibras que enlaza el cerebro intermedio con la corteza cerebral). El esquema es un *puzzle* representativo de la complejidad del fenómeno.

ANSIEDAD POSITIVA Y NEGATIVA

Siempre que los psiquiatras nos referimos a la ansiedad, hacemos alusión a aquella que es patológica, enfermiza, negativa, que hay que tratar. Pero existe también la otra cara de la moneda.

Llamamos ansiedad positiva a aquel *estado de ánimo presidido por el interés, la curiosidad, el afán de conocer y ahondar en tantas cosas atractivas y sugerentes como tiene la vida.* Tanto es así que existe una expresión coloquial muy frecuente: decimos de alguien que «tiene muchas inquietudes» cuando en su personalidad se manifiesta ese deseo de enriquecerse interiormente. Ortega llamaba a esto *instinto epistemológico:* aspiración de saber, anhelo de conocer, inclinación a la cultura, apetencia de ir a más en la formación y troquelado de su psicología. Propiamente no deberíamos llamarla ansiedad. Esa aspiración engrandece al que la posee [11]. El empeño da como resultado un hombre más sólido, de más densidad, *con una categoría superior.*

La postura contraria sería la del *hombre narcotizado:* vulgar, que vegeta, sumergido en los tópicos y lugares comunes, sin interés por nada. Este hombre se limita a llevar una vida vegetativa: come, duerme, va y viene, pero nada importante recorre los entresijos de su intimidad. Se trata de la *entronización del aburrimiento.*

---

11 Conduce a una formación intelectual y cultural seria. No olvidemos que la cultura hace al hombre más libre. Además, le lanza hacia el mundo creativo, en sus muy diversas facetas: arte, literatura, música, teatro, pintura, escultura, etc.

El hombre aletargado flota en el sopor de lo cotidiano, en una paz improductiva, cloroformizada, que no conduce a ningún sitio, como no sea a un adormecimiento general. Es mejor tener ansiedad, aunque sea patológica, que vivir en ese estado.

Hay dos tipos de aburrimiento: uno *reactivo,* que se produce como consecuencia de algo (nos aburre este libro, aquella conversación, tal tema concreto), y otro *existencial:* la vida se vacía de contenido, se vuelve soporífera, insípida, sosa, cansina, sin vibración. No hay dimensión futura y todo es presente; pero un presente que se alarga interminablemente, que no acaba de pasar. Se trata de una inundación de hastío, que se parece mucho a la ansiedad y que, si prospera, termina por deslizarse hacia la melancolía. Se puede describir como una trayectoria que desde la ansiedad desemboca en la desesperación.

La ansiedad es el punto de partida. Desde ella se inicia un atajo que va a conducir al aburrimiento. Las crisis de ansiedad o los ataques de pánico, así como la ansiedad generalizada, conducen a un cierto cansancio psicológico, que planea sobre un peculiar estado de ánimo, que es el aburrimiento: sentimiento de vacío y neutralidad frente a cuanto rodea a ese sujeto. Todo cobra un carácter monótono y pesado, plomizo, repleto de indiferencia, soporífero, centrado en el bostezo. Dentro de esta vivencia se aprecian rasgos fundamentales:

1. No hay nada, es decir, todo está inmerso en una especial ausencia, cargante, insoportable, atroz; todo se vuelve vaporoso y desdibujado y la vida se hace volátil. El hombre se hunde sin remedio en un mundo hueco. Los existencialistas hablaron mucho de esta experiencia (recuérdese a Jean Paul Sartre, Albert Camus, Heidegger, Marcel, Unamuno).

2. La gran experiencia que late en el fondo del aburrimiento es el tiempo emocional, ese que cruza en nuestro interior como un termómetro y nos da cuenta del interés que despierta lo que nos pasa. Pues bien, *en*

el aburrimiento el tiempo se va parando hasta detenerse; se observa matemáticamente el discurrir infinitesimal de los minutos. Y esto es terrible. Es tan doloroso, que se parece mucho a la ansiedad, aunque con unos matices diferentes. En el aburrimiento los instantes se eternizan. Lo único que cabe es refugiarse en el sueño: dormir.

Viene, después, otra etapa. *De la ansiedad se pasa al aburrimiento y éste, al persistir, se transforma en melancolía.* Entramos en un nuevo paisaje sentimental. *La melancolía es siempre pesar interior, cansancio de la vida, decepción, excursión hacia atrás y cierre del futuro.* El hombre se desmorona por dentro y siente que no tiene fuerzas para nada. En la melancolía hay un mucho de aburrimiento y un poco de ansiedad, no en balde deriva de ambos.

Si la ansiedad nos lleva a la nada, la melancolía nos traslada al pasado y nos cierra las puertas del porvenir. El aburrimiento cabalga entre ellos dos. El tramo siguiente lleva *de la melancolía a la desesperanza.* La esperanza es el puente que tendemos entre el pasado y el futuro, lo que significa que aún se aguardan cosas positivas, hay ilusiones. La desesperanza es una pieza psicológica con dos caras: la *desesperación* y la *desesperanza* propiamente dicha. En la primera hay todavía lucha, actividad, se intenta combatir lo inevitable. En la segunda todo ya es más grave y definitivo: en el horno de la desesperanza se queman las últimas ilusiones, volatilizándose todo lo que de alguna manera sostiene la vida. Estamos ante las puertas del suicidio.

Hay, pues, una gradación de fenómenos que, partiendo de la ansiedad, terminan en las ideas-tendencias suicidas (en el cuadro número 2 observamos dicha se-

Cuadro núm. 2

TRAVESIA DE LA ANSIEDAD
Ansiedad ↓ Aburrimiento ↓ Melancolía ↓ Desesperación ↓ Desesperanza ↓ Ideas y/o tendencias suicidas
Este suele ser el recorrido desde la ansiedad hasta la desesperación y el suicidio. En los trastornos depresivos la ruta es distinta y más compleja.

cuencia). Todos los estados anímicos precedentes se dan cita finalmente en la desesperanza y en el suicidio.

Un cierto grado de ansiedad positiva es bueno para cualquier tipo de rendimiento concreto. El problema se produce cuando esta ansiedad se hace negativa, para lo cual son necesarios los siguientes requisitos: 1) que tenga una gran *intensidad;* 2) que su *duración* sea excesiva; 3) que sea *paralizante,* que vaya produciendo *bloqueos intermitentes,* que cada vez van a más. Entonces estamos ante un trastorno de la afectividad, que sí requiere ya un cierto tipo de tratamiento (en el cuadro número 3 queda esto expuesto a través de la ley de Yerkes-Dodson).

Cuadro núm. 3

LEY DE YERKES-DODSON
(rendimiento/ansiedad)

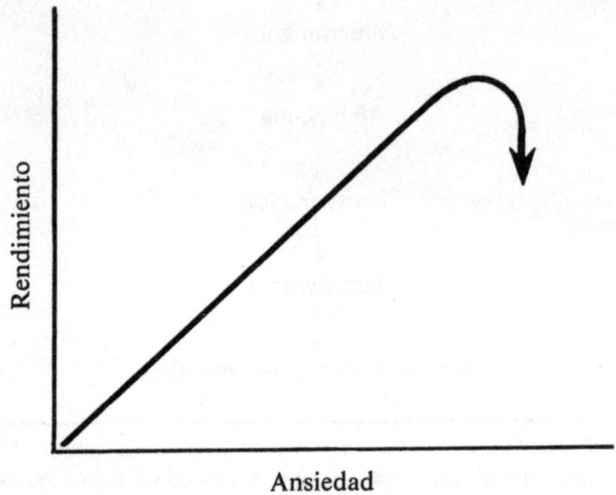

Esta ley se observa muy claramente en el estudiante. Hay un momento en que su capacidad para captar y retener información es máxima: el día antes de un examen muy importante, la ansiedad positiva lleva a aprovechar el tiempo al milímetro. Pasado ese momento la curva desciende vertiginosamente y el tiempo se hace cada vez menos rentable.

En el cuadro número 4 vemos el movimiento pendular del estado de ánimo, que oscila desde la tranquilidad a la ansiedad. Existe una *banda normal del estado de ánimo,* que hace referencia a la vida humana con sus idas y venidas. El impacto de los acontecimientos, las frustraciones, esperanzas, desengaños, etc., forman una cadena que se mueve en sentido positivo y negativo; ni la tranquilidad absoluta (vida casi vegetativa) ni la ansiedad ya patológica son creativas.

Cuadro núm. 4

MOVIMIENTO PENDULAR DEL ESTADO DE ANIMO

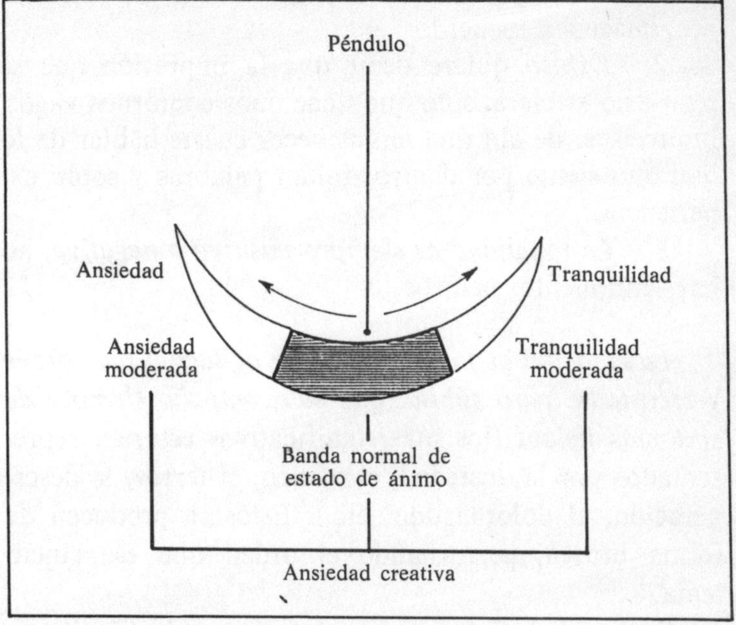

Ansiedad y depresión: semejanzas y diferencias

La depresión y la ansiedad son los trastornos más característicos de la vida afectiva. Uno y otro representan las formas más frecuentes de experimentar las emociones, los sentimientos y las pasiones, que son las tres fórmulas esenciales de la afectividad.

Los sentimientos son el modo diario en que se manifiesta todo lo que no es intelectual. Podemos definirlo así: *el sentimiento es un estado subjetivo difuso que tiene siempre una tonalidad positiva o negativa.* Trataré de explicar la definición que propongo:

1. *Estado subjetivo* significa que la experiencia básica está dentro del sujeto, que esa zona es un pasadizo obligado por el que desfilan vivencias, sensaciones, imágenes, recuerdos, etc.

2. *Difuso* quiere decir que la impresión que se recibe no es clara, sino que tiene unos contornos vagos, imprecisos, de ahí que tantas veces cueste hablar de lo que uno siente por dentro; faltan palabras y sobra experiencia.

3. *La tonalidad es siempre positiva o negativa,* no hay sentimientos neutros.

La emoción es una vivencia de agitación más breve y recortada, pero súbita, que se acompaña siempre de síntomas físicos (los más significativos estarían representados por la ansiedad, el pánico, el terror, la desesperación, el dolor agudo, etc.). Estos se producen de forma brusca, perturbando el orden que ese sujeto tenía.

En tercer lugar, hay que referirse a las pasiones. Son también *experiencias internas tan intensas como las emociones, pero de una duración similar a la de los sentimientos.* De ahí que muchas de ellas hagan disminuir la vida intelectual, cumpliéndose aquel dicho popular de que «la pasión nubla la razón».

Pueden darse ansiedad y depresión en esos tres estilos vivenciales. Todo dependerá de la agudeza, intensidad, duración y cabeza con que se vivan.

En el cuadro número 5 observamos el inventario de los síntomas más importantes de la depresión y de la ansiedad. Hay unas *zonas de confluencia clínica* en las que se entrecruzan manifestaciones de ambas series (véase cuadro núm. 6).

Cuadro núm. 5

SINTOMAS DEPRESIVOS Y ANSIOSOS	
Depresión (Trastorno depresivo mayor)	*Ansiedad* (Trastorno por ansiedad)
• Descenso del estado de ánimo (tristeza, apatía, pérdida de interés, depresión, melancolía, falta de iniciativa, desesperación). • Inhibición, excitación. • Poco apetito o pérdida de peso. • Trastornos del ritmo del sueño (insomnio o hipersomnia). • Algún elemento del llamado *delirio depresivo:* 1) aprensión o hipocondría; 2) sentimientos de ruina; 3) sentimientos de culpa y/o condenación. • Trastornos en la esfera de la memoria (disminuida), pensamiento (ideas repetitivas de muerte y/o suicidio), inteligencia (disminución transitoria de sus capacidades), atención (dificultad o incapacidad para concentrarse), conciencia (estar distraído, absorto, como ensimismado). • Fatiga, cansancio enorme (anterior al esfuerzo). • Quejas somáticas frecuentes: dolor de cabeza, dolores diversos, molestias digestivas, vértigos, síntomas cardiovasculares y respiratorios. • Pérdida del interés por las actividades habituales. • Disminución o ausencia de la motivación sexual.	• Inquietud interior (desasosiego, inseguridad, presentimiento de la nada, temores difusos, anticipación de lo peor...). • Tensión motora (temblores, dolores musculares, espasmos, incapacidad para relajarse, tics, rostro constreñido). • Estado de alerta (hipervigilancia). • Expectación negativa (preocupaciones, miedos, anticipación de desgracias para uno mismo o para los demás). • Irritabilidad, impaciencia, irascibilidad, estado de alteración. • Temor a la muerte, temor a la locura, temor a perder el control, temor a suicidarse (todos en el ataque de pánico). • Quejas somáticas: palpitaciones, opresión precordial, sequedad de boca, hipersudoración, dificultad respiratoria, pellizco gástrico, escalofríos, oleadas de calor y de frío, manos sudorosas, sensación de mareo o vértigo, colitis, micciones frecuentes.

Cuadro núm. 6

ZONA DE CONFLUENCIA DE LA DEPRESION
Y LA ANSIEDAD

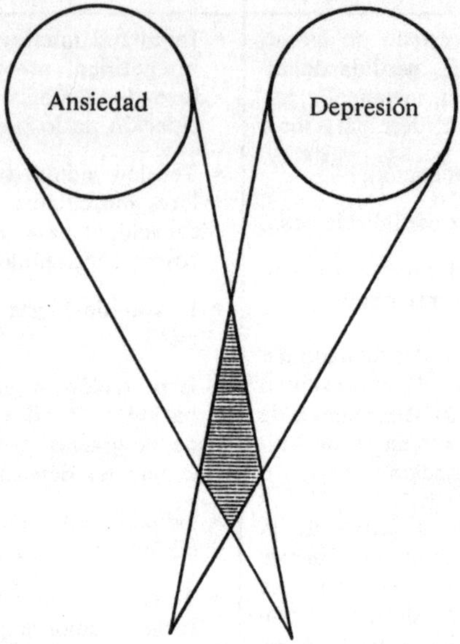

Como vemos, en el inventario de síntomas depresivos y ansiosos existe un terreno geográfico compartido, en donde podemos encontrar síntomas melancólicos y ansiosos asociados.

En la práctica médica es habitual que los trastornos depresivos mayores contengan algunos ingredientes de inquietud, en la línea ya mencionada.

II. SINTOMATOLOGIA

Formas de presentación: crisis, episodio, temporada y estado

Entramos ahora en la médula del problema. ¿Cuáles son los síntomas de la ansiedad? Como hemos mencionado en las páginas precedentes, se dan en ella un gran número de síntomas posibles que, en cada caso clínico concreto, adoptan formas diferentes. Este es un principio que rige en toda la medicina. De ahí se derivan dos conceptos clásicos: *manifestaciones típicas,* siempre que se observen los síntomas más frecuentes que definen esa enfermedad, y *atípicas,* cuando el cuadro clínico se aleje de los cánones generales establecidos.

En nuestras sesiones clínicas, o cuando estudiamos a fondo a un determinado paciente, nos preocupamos no sólo del contenido de su enfermedad, sino también de la forma en que ésta se presenta. El contenido es la sustancia fundamental, los ingredientes esenciales; la forma, el envoltorio.

En bastantes ocasiones, la forma nos va a indicar el porvenir de esa enfermedad. Los médicos antiguos distinguían entre presentación *aguda* y *crónica.* La primera es súbita, brusca, inesperada. La segunda hace que los síntomas emerjan de modo lento, insidioso, progresivo, paulatino, poco a poco, con lentitud. Los comienzos agudos se curan, por regla general, más rápidamente. Por el contrario, cuando la enfermedad tiene carácter crónico, la remisión es más difícil. En el enunciado hemos distinguido cuatro formas de presentación. Vamos a ir pasando revista a cada una de ellas.

Crisis: cuando la ansiedad asoma de pronto, sin apenas aviso previo, de forma rápida, repentina, urgente, veloz, como si de una ráfaga se tratara, todo va a tener un tono vertiginoso, tajante, inmediato, de sorpresa. Es una borrachera intempestiva de inquietud y desasosiego que deja en el sujeto un sabor amargo, desabrido y expectante: el temor a que vuelva a repetirse cuando menos se espere.

En la terminología moderna americana se ha puesto de moda la expresión *ataques de pánico,* cuyo significado, a pesar de ser cercano al de *crisis,* indica una intensidad mayor. En la terminología científica (la que utilizamos en los congresos internacionales, simposios y mesas redondas) se utilizan indistintamente las dos.

En la práctica médica existen dos estilos diferentes: la *crisis diurna* y la *morfeica.* La primera se da durante el día; la segunda, por la noche. Esta última suele ser vivida con más profundidad, puesto que es más difícil pedir ayuda, además de que la soledad y la oscuridad ponen una nota de cierto dramatismo en la experiencia. Veamos el siguiente caso:

> Chica de treinta años. Soltera. Abogado. Siempre ha sido una persona nerviosa. Ha pasado una temporada difícil: su novio la ha dejado y ha tenido problemas de reajuste profesional en donde trabaja. El primer asunto ha sido muy doloroso para ella. En el segundo caso, se ha visto tratada

con cierta discriminación por ser mujer, en un ambiente en el que imperaba una atmósfera machista.

Una vez que tuvo que coger un avión por cuestiones de trabajo le ocurrió lo siguiente:

«Fue horrible. No sé describir bien lo que me pasó. Yo siempre he viajado en avión y nunca he tenido problemas, ni miedo, ni nada parecido. Empecé a sentir que el corazón me latía muy deprisa y una sensación como de ahogo o de falta de respiración y, al mismo tiempo, un miedo espantoso y cerval me recorrió el cuerpo durante unos instantes. "La muerte —me dije—, me muero, se me va la vida." Sentí ganas de chillar, de pedir auxilio. No se lo deseo a nadie.»

Comienzo agudo. Gran intensidad. Duración muy recortada: unos minutos, aunque deja un impacto que se prolonga algunas horas.

Episodio: es aquel acontecimiento ansioso que aparece de forma más suave, no tiene una duración tan breve (se prolonga durante unas horas o incluso unos días), su intensidad es de nivel más moderado, su instalación progresiva y su curso más uniforme. Generalmente se da dentro de un marco ya existente con anterioridad. Con la lectura de otra historia clínica lo comprenderemos mejor:

Hombre de cincuenta y ocho años. Ha sido operado de próstata. La operación ha ido muy bien. El posoperatorio lo ha hecho en su casa, alternando el reposo absoluto de los primeros días con algunos paseos por su casa y los alrededores después.

A las dos semanas aproximadamente tiene un episodio de ansiedad que él mismo nos relata: «Estoy pasando unos días malos. Estoy raro, inquieto, nervioso, moviéndome de un sitio para otro, como si no me pudiera estar quieto en ninguno. Tengo un pellizco en el estómago y una sensación extraña, como si me fuera a pasar algo. Estoy acobardado. Llevo así una semana y ayer me dijo el cirujano que eso no era nada importante, que lo que me sucede es relativamente frecuente, que estoy con algo de angustia.»

Todo tiene aquí unos matices distintos. Aunque lo que late en el fondo de esas impresiones es ansiedad, está más atemperada, con un impacto escalonado, gradual, más continuo. Episodio ansioso posoperatorio cuando la remisión no es aún lineal, sino un zig-zag.

Temporada: se caracteriza por una presentación más lenta y progresiva. La aparición de la ansiedad es regular, uniforme, con un comienzo que se va alargando. La intensidad es moderada y la duración mayor que en la crisis y el episodio: entre una semana o diez días y un par de meses, aproximadamente. Tarda más tiempo en desaparecer.

Estado: es un concepto anglosajón. Hoy tiene un uso frecuente en psiquiatría. En sentido estricto quiere decir *totalidad de síntomas en un momento concreto de una enfermedad*. Es más amplio que los anteriores, pero menciona el estudio longitudinal y transversal de la ansiedad: análisis de la evolución de la ansiedad desde que se inició este padecimiento y estudio de cómo se encuentra ese sujeto un día concreto en el que va a revisión médica.

Clasificación de los síntomas de la ansiedad

Una de las principales tareas científicas es la de ordenar, sistematizar, catalogar, enumerar y agrupar los fenómenos que se observan en un determinado campo. Al abordar el tema de la ansiedad hay que decir que su sintomatología es muy variada y que en cada sujeto pueden aparecer síntomas relativamente distintos, aunque, eso sí, debe existir un núcleo básico común.

Estos síntomas pueden reunirse en cinco grupos: *físicos, psicológicos, de conducta, intelectuales* y, por último, *asertivos*. Cada uno de ellos abarca una determinada área, aunque la ansiedad en sí misma contiene siempre mezcla de unos y de otros.

Como en cualquier síndrome o enfermedad, la pericia del médico le hará bucear en la trama de la vivencia, distinguiendo lo accesorio de lo fundamental.

Cuadro núm. 7

SINTOMAS DE LA ANSIEDAD (Rojas, 1989)
1. Síntomas físicos. 2. Síntomas psicológicos. 3. Síntomas de conducta. 4. Síntomas intelectuales. 5. Síntomas asertivos (se refieren a las habilidades sociales).

En el curso de las páginas de este libro voy a referirme a un trabajo de investigación, realizado sobre una muestra de 50 enfermos de ansiedad. Sus diagnósticos son diferentes, pero tienen una cierta afinidad: 1) *trastorno por ansiedad;* 2) *trastorno depresivo mayor;* 3) *trastorno de la personalidad.*

Existe esa *zona común* donde se imbrican síntomas de ansiedad y de depresión.

Síntomas físicos

Están producidos por una serie de estructuras cerebrales intermedias donde residen o se asientan las bases neurofisiológicas de las emociones [12]. Con las investigaciones actuales se puede afirmar que *el hipotálamo es indispensable para la expresión de las emociones.*

Además de las bases apuntadas en el nivel anatómico, *la ansiedad se produce, o está condicionada, por descargas de adrenalina* [13]. Los efectos causados por ésta van a ser parecidos a una estimulación directa del sistema nervioso simpático, donde brotan los síntomas físicos.

---

12 Estas son: el sistema nervioso autónomo, el sistema nervioso central en sus distintas partes y relaciones (zona frontal, relacionada con el dolor; zona temporal y miedo; sustancia reticular relacionada con el ritmo sueño-vigilancia; los centros del sueño están relacionados, además, con áreas subcorticales, núcleo amigdalino e hipotálamo lateral: lugar donde se asienta la agresividad), así como las conexiones entre la corteza cerebral y el hipotálamo.

El cerebro tiene una organización complejísima, que permite distribuir funciones psíquicas por territorios concretos de él. Esto ha sido posible gracias a los enormes avances de la neurofisiología y de la cirugía cerebral.

Hoy se establecen grandes diferencias entre el cerebro anterior y posterior, entre el derecho y el izquierdo, entre la corteza (superficie) y las zonas subcorticales (profundidad). Potentes fibras de asociación enlazan unos sectores con otros.

Existe un pequeño núcleo cerebral, el llamado *locus ceruleus,* que es como una central responsable del miedo y de la ansiedad. Podríamos llamarlo, en un lenguaje metafórico, *enclave o región de alarma.* Allí se recibe una rica y compleja información que es procesada y elaborada. Experimentalmente se ha podido observar que la estimulación eléctrica de este centro provoca respuestas de miedo, ansiedad y/o pánico, tanto en el hombre como en animales de experimentación.

13 La estimulación del sistema nervioso simpático produce en la médula suprarrenal grandes cantidades de adrenalina, que pasan a la sangre circulante y de ahí a toda nuestra economía orgánica.

Kelly, uno de los grandes investigadores en la materia, considera que la adrenalina es el *indicador bioquímico de la actividad emocional.* Otros trabajos científicos han puesto de relieve que en los sujetos que habían sufrido una emoción, cuando la adrenalina disminuía rápidamente, es que estamos ante personas más equilibradas, a diferencia de aquellos otros en los que ésta se normaliza más lentamente.

Las mujeres son más emotivas que los hombres, aunque son menos propensas a responder con altas excreciones de adrenalina.

Cuadro núm. 8

SINTOMAS FISICOS DE LA ANSIEDAD
Taquicardia, palpitaciones *(heart rancing)*. Dilatación pupilar. Constricción de casi todos los vasos sanguíneos. Temblores: en manos, pies y cuerpo en general. Hipersudoración. Boca seca. Tics localizados. Inquietud psicomotora. Dificultad respiratoria (que puede llegar al *soif d'aire*). Tensión abdominal. Polaquiuria (ir muchas veces a orinar). Náuseas. Vómitos. Despeños diarreicos. Opresión precordial. Pellizco gástrico. Sensación pseudovertiginosa (como si se fuera a caer). Inestabilidad en la marcha. Moverse continuamente de acá para allá (caminatas sin rumbo). Tocar algo con las manos continuamente. Hiperactividad global. *Si la activación neurofisiológica es excesiva,* se añade: Insomnio en la primera parte de la noche. Pesadillas. Ensueños angustiosos (peligros, muchos contenidos ilógicos, etc.). Sueño durante el día (a veces en forma de *ataques de sueño*). Anorexia-bulimia (perder el apetito-comer continuamente). Disminución de la tendencia sexual o aumento de la misma.

En el cuadro número 8 aparecen descritos todos los síntomas. En el cuadro número 9 mostramos un histograma de frecuencias según un trabajo nuestro reciente (Rojas, De las Heras y Reig, 1989). Podemos ver que los síntomas que aparecen más a menudo son: palpitaciones, sudores muy profusos, sequedad de boca, sensación de falta de aire, pellizco gástrico, nudo en la garganta, temblores y ruborizarse o ponerse pálido.

¿De qué depende el que aparezcan unos síntomas y no otros? La respuesta es compleja. Son muchos los factores que influyen en ello. Por una parte hay que hablar de *patrones de respuesta familiar,* lo que significa que hay familias con tendencia (hereditaria) a padecer trastornos digestivos, cardiovasculares o respiratorios. De

Cuadro núm. 9

SINTOMAS FISICOS MAS FRECUENTES
(En una muestra de 50 enfermos con ansiedad)
(Rojas, De las Heras y Reig, 1989)

1. Sequedad de boca.
2. Menor interés por la sexualidad.
3. Palpitaciones.
4. Sensación de falta de aire, dificultad para respirar, opresión en la zona del pecho.
5. Gases en el estómago (aerofagia).
6. Temblor de manos, pies, piernas y cuerpo en general.
7. Sudoración (por todo el cuerpo y localizada en manos, axilas e ingles).
8. Falta de apetito.

tal modo, que cuando padecen fuertes tensiones emocionales, períodos de graves conflictos o estados de ansiedad más o menos crónicos, siempre se observan síntomas en un área concreta. Otro factor a destacar es el siguiente: hay emociones que son «más digestivas», otras que tienden a canalizarse más en el aparato respiratorio, y otras que escogen la vía cardíaca y la urinaria o la sexual. Por ejemplo, el terror suele expresarse en la zona precordial, con sensaciones de opresión y/o taquicardia; muchos conflictos afectivos se manifiestan en forma de náusea, vómitos, pellizco gástrico, molestias digestivas difusas, etc.

Síntomas psicológicos

Los síntomas psicológicos son muy importantes. Es preciso distinguir entre *angustia,* por una parte, y *ansiedad* por otra. Hasta aquí hemos preferido utilizar el término *ansiedad,* y así lo haremos a lo largo del presente libro para simplificar su exposición. Pero el análisis psicológico nos lleva a hilar fino y a describir las diferencias entre ambos conceptos.

La *angustia* tiene siempre unas manifestaciones somáticas más marcadas, mientras que la ansiedad se desarrolla en un nivel psicológico fundamentalmente. La angustia produce una *reacción asténica,* de paralización, bloqueo o inhibición. Los síntomas somáticos se expresan especialmente en la zona precordial y en los territorios gástricos: taquicardia, opresión precordial, pellizco gástrico, sensaciones vagas e indefinidas epigástricas, ardores, etc. En ella, el tiempo transcurre lentamente, de modo que recuerda un poco al padecimiento del melancólico: los acontecimientos circulan interiormente de una forma parsimoniosa, más pausada y más gradual que en la ansiedad. Por otro lado, hay una vivencia temerosa del porvenir, pero con elementos del pasado.

En la *ansiedad* observamos unas notas diferenciales en esos mismos puntos. La experiencia es más que nada psicológica, de tal manera que se ha dicho que la ansiedad es *la experiencia de la libertad* o de las posibilidades del ser humano. De ahí se deriva que ésta sea más creativa [14]. Provoca una *reacción esténica,* de sobresalto, de incitación a la huida, de participación activa en esa impresión de miedos difuminados y etéreos: hay

---

[14] La sociedad occidental ha sido históricamente más *ansiógena,* frente a un *plus* de inquietud que aparece en las orientales, pero por ello ha sido también más creativa.

Remito al lector al apartado *Ansiedad positiva y negativa.*

un cierto desafío, que es una mezcla de agitación, preocupación, puesta en marcha, actividad, tendencia a escaparse, a evadirse o a correr; en una palabra: impresión subjetiva de no estarse quieto. Hay unos síntomas preferentes: sensación de falta de aire y dificultad para respirar («Es como si el aire no llegara», dicen algunos ansiosos), el tiempo interior va más acelerado: los hechos se viven con más rapidez, todo tiene una cierta velocidad, una mezcla de agobio y aglomeración de acontecimientos; todo parece que se precipita y se mueve alocadamente. Al mismo tiempo, hay una clara anticipación de lo peor: malos presagios, vaticinios negativos de algo que sobreviene, presentimientos repletos de la idea de que algo grave va a suceder, y todo ello en una atmósfera indefinida, vaga, inconcreta, abstracta, poco clara. Todo es impresión futura, por tanto, augurio, vaticinio, anuncio inquietante, sospecha temerosa y desventurada.

Hay también en la ansiedad un terreno abonado para que ésta se dé: aflora sobre todo en sujetos con una cierta capacidad psicológica de introspección, de autoanálisis, de capacidad para meterse en los laberintos de la afectividad y rastrear sus sentimientos y emociones. La angustia se registra más en el hombre sencillo, elemental, primario; abunda más en el hombre con escasa profundidad psicológica.

Quedan así dibujadas las principales diferencias entre *angustia* y *ansiedad.* Está claro que en muchas ocasiones establecer estos matices distintivos no va a ser fácil, ya que se imbrican síntomas psicológicos de un sector y de otro. En el cuadro número 10 se esquematizan estos rasgos selectivos.

Los síntomas psicológicos se captan a través del lenguaje verbal. Mediante el análisis del discurso pe-

Cuadro núm. 10

RASGOS DIFERENCIALES ENTRE ANGUSTIA Y ANSIEDAD		
Notas	*Angustia*	*Ansiedad*
Vivencia	Más cargada de sensaciones somáticas	Más psicológica e intelectual
Síntomas físicos	En zonas precordial y gástrica	En zona respiratoria
Síntomas psicológicos	Rotura del yo (como centro rector de la personalidad)	Presentimiento de la nada y apertura de posibilidades (libertad)
Ritmo del tiempo	Lento	Más rápido
Tipo de personalidad previa	Hombre más superficial y narcisista	Hombre más profundo y pensador
Vertiente creativa	Es paralizante y tiende a bloquear la actividad	A niveles moderados es creativa
Conducta	Reacción asténica (inmovilización, quedar frenado, inhibido, paralizado)	Reacción esténica (sobresalto, inquietud, estar en guardia, al acecho)
Forma de presentación	Episodios, estados	Crisis, ataques
Tendencia al suicidio	Menos frecuente (por quedar la conducta inhibida)	Más habitual (mayor disponibilidad personal)
Relación con la depresión	Mayor proximidad a la depresión	Más alejada de la depresión; se enlaza con las fobias y obsesiones
Tratamiento	Sedantes (ansiolíticos), técnicas de relajación, psicoterapia de apoyo	Sedantes (ansiolíticos), psicoterapia más elaborada

Cuadro núm. 11

SINTOMAS PSICOLOGICOS
Inquietud (*to be upset:* estar nervioso). Desasosiego, desazón, agobio. Vivencias de amenaza. Experiencia de lucha o huida *(fight or flight)*. Temores difusos *(free-floating anxiety)*. Inseguridad. Amplia gama de sentimientos timéricos (miedos diversos). Sensación de vacío interior. Presentimiento de la nada. Temor a perder el control. Temor a agredir. Disolución y/o rotura del yo. Disminución de la atención *(hipoprosexia)*. Melancolía *(sadness)*, aflicción. Pérdida de energías. Sospechas e incertidumbres negativas vagas. *Cuando la ansiedad es muy intensa:* Temor a la muerte. Temor a la locura. Temor a suicidarse. Pensamientos mórbidos, perniciosos, retorcidos *(morbid thoughts)*. *En términos subjetivos pero más empíricos:* Estado subjetivo emocional aversivo (repulsivo, hostil), relacionado con el presentimiento de un peligro más o menos inmediato y difuso, que se vive como *anticipación de lo peor*.

netramos en la calidad y los matices de la vivencia. Por ello es la vertiente subjetiva. La información que obtenemos va a depender directamente de la riqueza psicológica del paciente y de la capacidad de bucear y describir sus sentimientos [15]. En sujetos primarios este apar-

[15] Existe una modalidad psicológica muy frecuente en sujetos con escasas posibilidades para desentrañar sus sentimientos. Se denominan personas *alexytímicas,* que no saben *leer* o, mejor, expresar, relatar, contar, referir lo que se mueve dentro de ellos. No hay matices, ni riqueza en los contenidos, sino que la información que llega es elemental, sucinta y pobre.

tado suele tener menos importancia, ya que la descripción del paisaje interior es rudimentaria, tosca, estéril, por carecer del apoyo lingüístico adecuado para transmitir esa información tan personal y privada. Por el contrario, cuando la capacidad psicológica es media o alta, es interesante la recogida literal (en primera persona y entre comillas, para hacer un estudio lingüístico posterior) del texto ansioso. En el cuadro número 11 se recogen los principales síntomas psicológicos que se dan en la ansiedad.

Todas las expresiones coloquiales que se utilizan para expresar la ansiedad están sometidas a una fuerte contaminación cultural. Cada medio ambiente tendrá sus propios recursos verbales. Por eso, los modos y estilos del lenguaje cobran aquí un valor especial. Unos contenidos son más intelectuales, otros más afectivos, aquéllos más populares. Cada uno recurre al arsenal filológico, según los propios condicionamientos psicológicos y sociales.

Síntomas de conducta

Se llama *conducta* a todo aquello que se puede observar desde fuera en otra persona. No es necesario que la persona cuente lo que le pasa, sino que simplemente se registra al ver su comportamiento; y esto, tanto en el aspecto general como en el plano comunicativo.

La psiquiatría clásica ha prestado poca atención a esta vertiente porque ha contado con excesivos métodos subjetivos, que atendían sobre todo a «lo de dentro», desatendiendo «lo de fuera» (la conducta).

La psiquiatría moderna sí presta atención a este plano. Así se gana en rigor y la medicina se hace más científica. En el cuadro número 12 quedan recogidos los principales síntomas de conducta.

El gran problema del *lenguaje no verbal* es el de la interpretación: ¿qué significa esa mirada, aquella expresión de los labios o la cara en tales circunstancias?

Cuadro núm. 12

SINTOMAS DE CONDUCTA
Comportamiento de alerta/estar en guardia, al acecho. Hipervigilancia. Estado de atención expectante. Dificultad para la acción. Inadecuación estímulo-respuesta. Disminución o ausencia de la eficacia operativa. Bloqueo afectivo/perplejidad, sorpresa, no saber qué hacer. Interrupción del normal funcionamiento psicológico. Dificultad para llevar a cabo tareas simples. Inquietud motora (agitación intermitente). *Trastornos del lenguaje no verbal* (gestos, mímica). Expresión facial congelada (asombro, extrañeza, duda, estupor). Contracción del ángulo externo de los ojos. Expresión facial displacentera (rechazo-desagrado). Cara con rasgos de excitación, descontrol, preocupación. Frente fruncida. Cejas descendidas. Mejillas, boca y mentón: rígidos, tensos, contraídos. Bloqueo de los movimientos de las manos. Movimientos torpes e incoordinados de las manos y brazos. Tensión mandibular *(trismo)*. Posturas corporales cambiantes, alternativas. Gestos de interrogación y extrañeza. Voz cambiante y con altibajos en sus tonos.
Test *FAST (Facial Affect Scoring Technique)* es una prueba psicológica que compara expresiones faciales normales (que sirven de modelo) con las del sujeto explorado. Las diferencias se establecen según se aproximen o se alejen de un *código de expresiones faciales:* allí quedan reflejados el miedo, la sorpresa, la perplejidad, el asco, la preocupación, el enfado, la tristeza, etc.

A pesar de todo, la ciencia psicológica ha avanzado mucho en los últimos años y ya contamos con algunos instrumentos de medida que nos permiten una aproximación más objetiva a tales expresiones. *Debajo del lenguaje no verbal discurre un lenguaje subliminal,* lleno de entendidos y sobreentendidos, de fórmulas acuñadas por el uso que no llegan a palabras y que es necesario traducir a un sistema de referencia de esos signos que tengan cierto carácter universal.

Síntomas intelectuales

En el mundo científico de las últimas décadas se habla de *manifestaciones cognitivas.* Ello abarca todo lo que es el conocimiento. Ahí quedan comprendidos la sensación, la percepción, la memoria, el pensamiento, las ideas, los juicios, los raciocinios, el aprendizaje, etc.

En la psiquiatría académica se utiliza el término de *síntomas cognitivos.* La psicología cognitiva piensa que el conocimiento del hombre se produce en el cerebro como si éste funcionara como un ordenador. Todo lo que el cerebro recibe se almacena: un procesamiento de la información que va a asegurar unas leyes y una organización funcional de la mente, del mismo modo que el técnico de programación conoce cómo opera el ordenador sin preocuparse por su infraestructura.

Siminov (1980, 1987) ha hablado de *emociones negativas* y *positivas.* Las primeras aparecen por una diferencia entre la *información necesaria* y la *información disponible,* teniendo en cuenta que la información significa la posibilidad de alcanzar una meta, de tal manera que cuando existe una *laguna informativa* se produce una actividad poco o nada eficaz que más tarde desen-

Cuadro núm. 13

SINTOMAS INTELECTUALES (Cognitivos)
Errores en el procesamiento de la información. Expectativas negativas generalizadas. Falsas interpretaciones de la realidad personal («Todo me preocupa» / «Todo me sale mal» / «¡Qué mala suerte tengo!» / «Mis cosas siempre son difíciles...»). Pensamientos preocupantes (cargados de temores). Falsos esquemas en la fabricación de ideas, juicios y razonamientos. Pensamientos distorsionados (sin lógica, con predominio de emociones de matiz negativo). Patrones automáticos y estereotipados en la forma de responder (pensamiento irreflexivo-impulsivo). Tendencia a sentirse afectado negativamente (personalización ansiosa). Pensamientos absolutistas (utilización habitual de términos radicales: «siempre» / «nunca» / «en absoluto» / «jamás...» y selección de pensamientos irreconciliables). Centrarse en detalles pequeños desfavorables y sacarlos fuera de contexto, ignorando lo que de positivo hubiere. Dificultad para concentrarse. Tendencia a que grupos de pensamientos nocivos se abran paso en la cabeza del sujeto ansioso. Generalizaciones permanentes. Atribuciones improcedentes de hechos personales. Tendencia a la duda (épocas y/o temporadas de dudas crónicas, que no son otra cosa que épocas y/o temporadas de ansiedad). Respuestas displicentes generalizadas que están presididas por un estado de alarma. Problemas de memoria (olvido de lo bueno y positivo / tener en primer plano lo malo y negativo). Olvido permanente de los aspectos gratificantes de la biografía. Continuos juicios de valor («inútil» / «odioso» / «imposible...»). *Errores o insuficiencias* en el procesamiento de la información que a ese sujeto le llega: «sentirse perdido» / falta de recursos psicológicos / interpretaciones inadecuadas / estar siempre pensando en lo peor, en lo más difícil... / ideas sin base y hasta irracionales que se han ido aceptando sin ningún tipo de crítica.

cadenará una serie de cambios fisiológicos y, después, vivenciales. Las segundas se producen de forma contraria: cuando la información disponible es mayor que la necesaria. El tema es difícil para los no expertos, por eso no queremos abundar más en él, sino dejarlo esbozado. En el cuadro número 13 tenemos el listado de esta serie de síntomas.

Como vemos en el cuadro número 13, en un nivel intelectual (cognitivo) la ansiedad se experimenta esencialmente en la manera de elaborar las ideas y los recuerdos. De ahí que podamos definirla como aquel *estado subjetivo de tensión que se produce como consecuencia de errores o deficiencias en la acumulación y procesamiento de la información*. Los errores o deficiencias más frecuentes son los siguientes:

1. *Adelantar conclusiones negativas:* se trata de una tendencia habitual en sujetos con ansiedad o tensión emocional. Están acostumbrados a obrar de este modo y ello va a condicionar una actitud pesimista permanente («Siempre lo mío sale mal» / «Estoy inquieto pensando si esto o aquello saldrá como yo espero» / «Veo esto muy difícil, por no decir imposible», etc.).

2. *Tener un pensamiento radical:* implica que se tiende a plantear todo en términos diametralmente opuestos: blanco o negro, frío o caliente, bueno o malo, sí o no, amo u odio. De este modo, la misma persona termina describiéndose en estos *términos antagónicos*. El resultado suele ser bastante negativo: incapacidad para adoptar posturas moderadas y para valorar los matices de los hechos y de las personas; imposibilidad para tener una cierta mesura, cautela o equilibrio en el análisis de sí mismo y del de los que le rodean.

3. *Generalizaciones negativas continuas:* en psicología moderna se denomina *generalización excesiva.* De hechos aislados se extraen reglas generales que, lógicamente, son falsas. Si este sujeto opera así, va a terminar aislándose o viéndolo todo negativo.

4. *Centrarse en detalles selectivos nocivos:* esta persona saca una experiencia nociva de su contexto ignorando los posibles aspectos buenos que existen a su alrededor. Valora unas vivencias pasadas de acuerdo a trozos, segmentos o partes negativas.

Si tenemos en cuenta estos planteamientos obtenemos dos formas de pensar. El *pensamiento ansioso,* centrado en los defectos apuntados y el *pensamiento maduro,* que va a definirse en contraposición del siguiente modo: no adelanta conclusiones, sino que espera a que los hechos se produzcan; es capaz de ver los matices, es relativo, no emite juicios de valor, sabe esperar; utiliza términos que permiten cierta reconciliación («Soy bastante tímido» / «A veces me pongo nervioso» / «Tengo una ansiedad moderada, voy a intentar controlarme mejor» / «A veces tiendo a perder el tiempo, pero desde ahora procuraré ser más ordenado y no dispersarme...»); no generaliza y sabe superar los malos recuerdos, olvidándose poco a poco de ellos y atendiendo más a menudo a las cosas agradables.

Los síntomas intelectuales de la ansiedad se producen por *fallos en la valoración de los hechos.* La fuente de ansiedad diaria está instituida por los conflictos que la vida nos trae a cada paso. Cuando no los afrontamos bien, o cuando no sabemos salir de ellos airosamente, entramos en un círculo de tensiones ansiosas.

Síntomas asertivos (o trastornos en las habilidades sociales)

El término *asertividad* deriva del vocablo latino tardío *assertum,* participio pasivo de *asserere,* que significa afirmar, conducir ante el juez; y, a su vez, procede de *serere* (entretejer, encadenar). También proviene de otra expresión latina: *assertus,* que alude a la afirmación de certeza de algo.

En el Diccionario de Martín Alonso [16], a continuación de la voz *asertivo* leemos: «afirmativo (...) que tiene fuerza de afirmación».

Bien, llegados a este punto debemos formularnos una pregunta: ¿qué quiere decir *asertividad* o tener un comportamiento *asertivo*? *Asertiva es aquella conducta que hace y dice lo que es más adecuado a cada situación, sin inhibiciones ni agresiones inadecuadas.*

Desde el punto de vista psicológico es éste un concepto cada vez más utilizado en psiquiatría. Reúne tres características:

1. Se trata de algo muy relacionado con la *personalidad* y con la forma en que ésta se muestra y funciona.
2. *Conjunto de técnicas de comportamiento orientadas a una mejoría de las propias relaciones sociales.* En una palabra, *asertividad = habilidad social.* Dicho esto en términos más explícitos:

---

16 MARTÍN ALONSO, *Diccionario del español contemporáneo,* Ed. Guadarrama, Madrid, 1968.

Recomendamos al lector interesado beber en otras fuentes conceptuales: MARÍA MOLINER: *Diccionario de uso del español;* JULIO CASARES: *Diccionario ideológico de la lengua castellana;* F. C. SAINZ DE ROBLES: *Diccionario de sinónimos y antónimos;* JOAN COROMINAS: *Diccionario etimológico* y, por último, de FERNANDO CORRIPIO: *Diccionario de ideas afines.*

- Expresión de emociones positivas y negativas según la circunstancia.
- Defensa de los derechos más legítimos.
- Saber pedir favores.
- Negativa a acceder a peticiones no razonables.
- Aprender a decir que no (pero con la sonrisa en los labios).
- Comportamiento personal y social adecuado a a cada momento.

3. *Poder expresar ideas, juicios y sentimientos tanto de signo positivo como negativo frente a cualquier persona, situación o circunstancia.* Libertad de expresión ideológica y emocional [17].

En el cuadro número 14 vemos los síntomas más importantes a nivel asertivo que se pueden observar dentro de la ansiedad. Habría que insistir aquí en el dibujo expuesto en el cuadro número 6, en donde vemos cómo las áreas ansiosa y depresiva van a confluir

---

17 Los criterios de respuesta social tienen tres eslabones: *forma, contenido* y *contexto.* Dicho en términos más usuales: *texto* y *contexto.* Una conducta social adecuada, con buenos niveles de asertividad, está determinada en gran medida por tener y contar con unos esquemas correctos en el modo de estructurar el mundo. Esquemas que se han ido formando a través de experiencias anteriores. A eso llamamos *experiencia de la vida.*

En la ansiedad, el individuo tiene esquemas falsos de la gente, de lo que es la relación social, de las amistades o de la diferencia entre amigos y conocidos. Distorsiona los hechos, las frases, los gestos. No sabe moverse en situaciones difíciles o tensas, lo que hace aumentar su ansiedad. El tratamiento del psiquiatra lleva a una pedagogía interior o, mejor dicho, a una *reestructuración del lenguaje interior.* El sujeto va a ir aprendiendo a decirse cosas más ciertas, realistas, más positivas, con base en hechos sacados de la vida real. Esto conducirá a un *aprendizaje para reconocer y controlar mejor sus pensamientos.*

El tema es muy amplio. Nos iríamos al campo de la superespecialización. Quiero sólo dejar apuntada esta vertiente tan importante y actual de las emociones.

Cuadro núm. 14

SINTOMAS ASERTIVOS (Trastornos en las habilidades sociales)
No saber qué decir ante ciertas personas. No saber iniciar una conversación. Dificultad para presentarse uno a sí mismo. Dificultad o imposibilidad para decir que no o mostrar desacuerdo en algo. Graves dificultades para hablar de temas generales e intrascendentes. Hablar siempre en lenguajes demasiado categóricos y extremistas. Dar una respuesta por otra al hablar en público. Bloquearse al hacer preguntas o al tener que responder. Adoptar en demasiadas ocasiones una postura pasiva (bloqueo generalizado). No saber llevar una conversación de forma correcta (no saber tomar la palabra, ni cambiar de tema, ni ceder la palabra a otra persona, ni tener sentido del humor ante una situación un poco tensa, etc.). No saber terminar una conversación difícil. Pocas habilidades prácticas en la conversación con más de dos personas. No saber aceptar una broma o una ocurrencia divertida (sobre todo al estar en grupo; la explicación: al estar en guardia todo se interpreta peyorativamente, con recelo y suspicacia). Escaso entrenamiento para estar relajado en grupo.

en un cierto momento. Finalmente, para concluir este capítulo, damos un extracto de los principales síntomas ansiosos (véase cuadro núm. 15).

CUESTIONARIO PARA VALORAR LA ANSIEDAD

La psiquiatría moderna se aproxima cada día más a los métodos que se utilizan en la medicina interna y en las diversas especialidades que de ella se derivan. Lo mismo que al hacer un análisis de sangre o de orina se obtienen unos resultados expresados en cifras, los

Cuadro núm. 15

SINTOMAS DE LA ANSIEDAD (Resumen)	
1. Físicos	Palpitaciones. Opresión precordial. Temblores. Hipersudoración. Sequedad de boca. Dificultad respiratoria. Pellizco gástrico.
2. Psicológicos	Inquietud interior. Desasosiego. Inseguridad. Presentimiento de la nada. Temor a perder el control. Temor a la muerte. Temor a la locura. Temor al suicidio.
3. Conducta	Estado de alerta/hipervigilancia. Dificultad para la acción. Bloqueo afectivo. Inquietud motora. Trastornos del lenguaje no verbal.
4. Intelectuales	*Diversos errores en el procesamiento de la información.* Expectación generalizada de matiz negativo. Pensamientos preocupantes y negativos. Pensamientos ilógicos. Dificultad para concentrarse. Trastornos de la memoria.
5. Asertivos	*Descenso muy ostensible en las diversas habilidades sociales.* Bloqueo en la relación humana. No saber qué decir ante ciertas personas. No saber decir que no. No saber terminar una conversación difícil.

psiquiatras tratamos de *cuantificar, medir, valorar,* saber la cantidad de ansiedad que padece una persona y expresarlo en lenguaje matemático mediante una puntuación específica.

En el *cuestionario* que propongo hay tres apartados y dentro de éstos cinco grupos de síntomas: físicos, psicológicos, de conducta, intelectuales y asertivos (habilidades sociales). Esos tres apartados son: *presencia* del síntoma (se subraya o se pone un círculo en el *sí*), *ausencia* del síntoma (se pone un círculo en el *no*) y, por último, *intensidad,* que se valora de 1 a 4 (en caso de haber subrayado el *sí*; 1: *ligero;* 2: *mediana intensidad;* 3: *intenso;* 4: *muy intenso*).

Como veremos en el capítulo V del libro, dedicado al tratamiento, existen en la actualidad otros instrumentos de medida de la ansiedad, algunos de los cuales se utilizan casi a diario en la consulta de un psicólogo o un psiquiatra.

Así se pretende evitar el subjetivismo en el estudio y el análisis de un enfermo o de una persona sana, pero con cierta ansiedad.

En la actualidad, estamos validando el cuestionario con el fin de que sea aceptado como un test o escala que pueda ser empleado de forma fiable. Toda puntuación que pase de 65 la consideramos muy alta y, por tanto, el paciente necesitará un tratamiento a base de ansiolíticos, sedantes o relajantes. Por debajo de 20 se puede considerar como dentro de los límites normales.

CUESTIONARIO DE ROJAS PARA VALORAR LA ANSIEDAD

Nombre .... N.º historia ......
Diagnóstico .... Edad ...... Sexo ......
Estado civil .... N.º hijos ...... Profesión ....

Instrucciones: Conteste a las siguientes preguntas en relación con los síntomas que haya notado durante los últimos tres meses. Haga un círculo alrededor del asterisco situado en la columna *Sí* cuando haya notado ese síntoma; valore el grado de su *intensidad (I)* de 1 a 4 (1: intensidad ligera; 2: intensidad mediana; 3: intensidad alta; 4: intensidad grave, la más intensa).

Si no siente dichos síntomas, ponga un círculo alrededor del *No.*

SINTOMAS FISICOS

	Sí	*No*	*Intensidad*
1. Tiene palpitaciones o taquicardias (le late a veces rápido el corazón)	*	*	__
2. Se ruboriza o se pone pálido	*	*	__
3. Le tiemblan las manos, pies, piernas o el cuerpo en general	*	*	__
4. Suda mucho	*	*	__
5. Se le seca la boca	*	*	__
6. Tiene tics (guiños o contracturas musculares automáticas)	*	*	__
7. Nota falta de aire, dificultad para respirar, opresión en la zona del pecho	*	*	__
8. Tiene gases	*	*	__
9. Orina con mucha frecuencia o de forma imperiosa	*	*	__
10. Tiene náuseas o vómitos	*	*	__
11. Tiene diarreas, descomposiciones intestinales	*	*	__
12. Se nota como un nudo en el estómago o en la garganta, le cuesta tragar	*	*	__
13. Tiene vértigos, sensación de inestabilidad, de que puede caerse, desmayo	*	*	__
14. Le cuesta quedarse dormido por las noches	*	*	__
15. Tiene pesadillas	*	*	__
16. Tiene sueño durante el día y se queda dormido sin darse cuenta	*	*	__
17. Pasa temporadas sin apetito, sin querer comer casi nada	*	*	__
18. Tiene ratos en que come excesivamente o cosas extrañas, incluso sin apetito	*	*	__

Cuestionario de Rojas para valorar la ansiedad *(Continuación)*

		Sí	*No*	*Intensidad*
19.	Ha notado un menor interés por la sexualidad	*	*	—
20.	Ha notado un mayor interés por la sexualidad	*	*	—
	SUMA			

SINTOMAS PSIQUICOS

		Sí	*No*	*Intensidad*
1.	Se nota inquieto, nervioso, desasosegado por dentro	*	*	—
2.	Se siente como amenazado, incluso sin saber por qué	*	*	—
3.	Tiene la sensación de estar luchando continuamente sin saber contra qué	*	*	—
4.	Tiene ganas de huir, de marcharse a otro lugar, de viajar a un sitio lejano	*	*	—
5.	Tiene fobias (temores exagerados a algún objeto o situación)	*	*	—
6.	Tiene miedos difusos, es decir, sin saber bien a qué	*	*	—
7.	A veces queda preso de terrores o tiene ataques de pánico	*	*	—
8.	Se nota muy inseguro de sí mismo	*	*	—
9.	A veces se siente inferior a los demás ...	*	*	—
10.	Nota una cierta sensación de vacío interior	*	*	—
11.	Se nota distinto, como si estuviese perdiendo su propia identidad	*	*	—
12.	Está triste, meditabundo, melancólico ...	*	*	—
13.	Teme perder el autocontrol y hacer daño a otras personas	*	*	—
14.	Teme no controlarse y llegar a suicidarse	*	*	—
15.	Está asustado o le da mucho miedo la muerte	*	*	—
16.	Está asustado pensando que se está volviendo o que se puede volver loco	*	*	—
17.	Tiene la sensación de que ocurrirá alguna desgracia, como un presentimiento	*	*	—
18.	Se nota muy cansado, sin intereses ni ganas de hacer nada	*	*	—
19.	Le cuesta mucho tomar una decisión ...	*	*	—
20.	Es una persona recelosa o desconfiada ...	*	*	—
	SUMA			

Cuestionario de Rojas para valorar la ansiedad *(Continuación)*

SINTOMAS DE CONDUCTA

	Sí	No	Intensidad
1. Está siempre alerta, como vigilando o en guardia	*	*	—
2. Está irritable, excitable, responde exageradamente a los estímulos externos	*	*	—
3. Rinde menos en sus actividades habituales	*	*	—
4. Le resulta difícil o penoso realizar sus actividades habituales	*	*	—
5. Se mueve de un lado para otro, como agitado, sin motivo	*	*	—
6. Cambia mucho de postura, por ejemplo cuando está sentado	*	*	—
7. Gesticula mucho	*	*	—
8. Le ha cambiado la voz o ha notado altibajos en sus tonos	*	*	—
9. Se nota más torpe en sus movimientos o más rígido	*	*	—
10. Tiene más tensa la mandíbula	*	*	—
11. Tartamudea o cecea	*	*	—
12. Se muerde las uñas o los padrastros ... se chupa el dedo o se los frota	*	*	—
13. Juega mucho con objetos, necesita tener algo entre las manos (bolígrafos, etc.) ...	*	*	—
14. A veces se queda bloqueado, sin saber qué hacer o decir	*	*	—
15. Le cuesta mucho o no está dispuesto a realizar una actividad intensa	*	*	—
16. Muchas veces tiene la frente fruncida ...	*	*	—
17. Tiene los párpados contraídos o las cejas arqueadas hacia abajo	*	*	—
18. Tiene expresión de perplejidad, desagrado, displacer o preocupación	*	*	—
19. Le dicen que está inexpresivo, como con la cara «congelada»	*	*	—
20. Le irritan mucho los ruidos intensos o inesperados	*	*	—
SUMA			

Cuestionario de Rojas para valorar la ansiedad *(Continuación)*

SINTOMAS INTELECTUALES

	Sí	*No*	*Intensidad*
1. Le inquieta el futuro, lo ve todo negro, difícil, de forma pesimista	*	*	__
2. Piensa que tiene mala suer'e y siempre la tendrá	*	*	__
3. Cree que no sirve para nada, que no sabe hacer nada correctamente	*	*	__
4. Los demás dicen que no es justo en sus juicios y apreciaciones	*	*	__
5. Se concentra mal, con dificultad	*	*	__
6. Nota como si le fallase la memoria, le cuesta recordar cosas recientes	*	*	__
7. Le cuesta recordar cosas que cree saber, haber aprendido hace tiempo	*	*	__
8. Está muy despistado	*	*	__
9. Tiene ideas o pensamientos de los que no se puede librar	*	*	__
10. Le da muchas vueltas a las cosas	*	*	__
11. Todo le afecta negativamente, cualquier detalle o noticia	*	*	__
12. Utiliza términos extremos: *inútil, imposible, nunca, jamás, siempre, seguro, etc.*	*	*	__
13. Hace juicios de valor sobre los demás rígidos e intolerantes: *inútil, odioso, etc.*	*	*	__
14. Se acuerda más de lo negativo que de lo positivo	*	*	__
15. Le cuesta pensar, nota un cierto bloqueo intelectual	*	*	__
16. Un pequeño detalle que sale mal le sirve para decir que todo es caótico	*	*	__
17. Piensa que su vida no ha merecido la pena, que todo han sido injusticias o dolor	*	*	__
18. Pensar en algo angustioso le conduce a pensamientos más angustiosos todavía ...	*	*	__
19. Piensa en lo que haría en una situación difícil y cree que no podría superarla ...	*	*	__
20. Cree que su única solución es un cambio realmente profundo o que es inútil ...	*	*	__
SUMA			

Cuestionario de Rojas para valorar la ansiedad *(Continuación)*

SINTOMAS ASERTIVOS

	Sí	*No*	*Intensidad*
1. A veces no sabe qué decir ante ciertas personas	*	*	—
2. Le cuesta mucho iniciar una conversación	*	*	—
3. Le resulta difícil presentarse a sí mismo en una reunión social	*	*	—
4. Le cuesta mucho decir «no» o mostrarse en desacuerdo con algo	*	*	—
5. Intenta agradar a todo el mundo y siempre sigue la corriente general	*	*	—
6. Le resulta muy difícil hablar de temas generales o intrascendentes	*	*	—
7. Se comporta con mucha rigidez, sin naturalidad, en las reuniones sociales	*	*	—
8. Le resulta muy difícil hablar en público, formular y responder preguntas	*	*	—
9. Prefiere claramente la soledad antes que estar con desconocidos	*	*	—
10. Se nota muy pasivo o bloqueado en reuniones sociales	*	*	—
11. Le cuesta expresar a los demás sus verdaderas opiniones y sentimientos	*	*	—
12. Intenta dar en público una imagen de sí mismo distinta a la real	*	*	—
13. Está muy pendiente de lo que los demás puedan opinar de usted	*	*	—
14. Se siente a menudo avergonzado ante los demás	*	*	—
15. Prefiere pasar totalmente desapercibido en las reuniones sociales	*	*	—
16. Le resulta complicado terminar una conversación difícil o comprometida	*	*	—
17. Tiene o utiliza poco el sentido del humor ante situaciones de cierta tensión	*	*	—
18. Está muy pendiente de lo que hace en presencia de personas de poca confianza.	*	*	—
19. Prefiere no discutir ni quejarse a pesar de estar seguro de llevar razón	*	*	—
20. Se avergüenza o incomoda por cosas que hacen los demás («vergüenza ajena») ...	*	*	—
SUMA			
TOTAL = 100			

Explicación de la puntuación obtenida:

0-20: Banda normal.
20-30: Ansiedad ligera.
30-40: Ansiedad moderada.
40-50: Ansiedad grave.
50 → : Ansiedad muy grave.

III. LAS ENFERMEDADES PSICOSOMATICAS

La ansiedad como génesis de una patología amplia y dispersa

Hablamos aquí de aquel grupo de enfermedades físicas cuya puerta de entrada ha sido psicológica. Estas pueden deberse a factores psicológicos, sociales, tensiones emocionales persistentes, ansiedad en sus distintas formas de presentación pero experimentada con una cierta cronicidad. La importancia de estos factores reside en su *intensidad, frecuencia* y, por supuesto, *contenido. Las relaciones entre ansiedad, factores psicológicos y enfermedades psicosomáticas son complejas y para explicarlas hay que recurrir a la psicofisiología*[18].

Este grupo de trastornos ha recibido a lo largo de la historia de la medicina diversas denominaciones. *Neu-*

---

[18] Estudia la vertiente física de las emociones y estados psíquicos en general. *Trastornos emocionales sostenidos que terminan comprometiendo un determinado territorio de nuestro organismo.*

Interrelaciones entre el llamado *sistema límbico* y la corteza cerebral, sistema de activación, sistema endocrino y sistema nervioso vegetativo. Todas esas conexiones explican la amplia gama de posibilidades de los cuadros clínicos: desde la úlcera de estómago (probablemente el caso más habitual) a la hipertensión arterial, pasando por la alopecia areata (caída del cabello, limitada a zonas concretas del cuero cabelludo), el asma psicógena, los trastornos menstruales, la colitis, el dolor psicógeno, la obesidad, el *angor pectoris* o el acné juvenil.

rosis de conversión para Freud (conflictos intrapsíquicos no resueltos que se almacenan en el inconsciente y desprenden angustia, la cual con el paso del tiempo se convierte en un acontecimiento somático); *enfermedades funcionales* para von Bergman ya que no tenían una base anatómica; *diencefalosis* para Lampl; *enfermedades psicosomáticas* desde Weiss y von Weizsäcker; *enfermedades específicamente humanas* con Jores. En los últimos años se han acuñado dos fórmulas diferentes: *trastornos psicofisiológicos,* con los recientes avances de investigación sobre los mecanismos emocionales y el sistema límbico y, más recientemente, a través de la American Psychiatric Association, la denominación de *factores psicológicos que afectan al estado físico.* En estos últimos puede observarse una relación cronológica entre los estímulos ambientales negativos y la iniciación de una enfermedad física.

En todos ellos *no se puede demostrar una base anatómico-fisiológica* por los métodos habituales de análisis de laboratorio y, por ello, recurrimos a estas *hipótesis psicológicas.*

Se puede describir la secuencia que va desde lo psicógeno hasta lo somático del siguiente modo: *ansiedad,* fuertes tensiones emocionales sostenidas o factores psicológicos crónicos de gran importancia para el sujeto → excitación psíquica → *trastornos funcionales* → *disregulación neurofisiológica* → inflamación → *lesión* ya con una localización precisa. En el cuadro número 16 recogemos esta travesía.

La descripción de un caso clínico puede ponernos sobre la pista de este tipo de enfermedades.

Hombre de treinta y un años. Licenciado en Derecho. Ha sido opositor a un cuerpo de difícil acceso: Notarías.

Cuadro núm. 16

TRAVESIA DE LA ANSIEDAD A LA ENFERMEDAD PSICOSOMATICA
Ansiedad sostenida (sola o asociada con fuertes tensiones emocionales y/o intelectuales, factores psicológicos traumatizantes de tipo crónico, tipo de vida estresante más allá de las propias fuerzas...).
↓
Trastornos funcionales (se expresan como un «tartamudeo de síntomas somáticos» que oscilan, se mueven, aparecen y más tarde se disipan... Por ejemplo: molestias gástricas difusas).
↓
Disregulación neurofisiológica.
↓
Inflamación (siguiendo con el ejemplo: gastritis psicógena).
↓
Ulcera de estómago (ya hay lesión; cada vez que se avanza en este trayecto disminuye la ansiedad y ceden las tensiones a las que ese sujeto se ha visto sometido... Es «la ganancia por la enfermedad»).

Le costó decidirse antes de empezar a preparar las oposiciones.

Perfil de personalidad: ha sido siempre una persona de carácter fuerte, abierto moderadamente, de una gran voluntad, nervioso e hipersensible.

Al año de terminar su carrera de Derecho estuvo trabajando en un despacho de abogados, pero después lo dejó para ponerse a estudiar. Al principio, lo que más le costó fue lograr el ritmo de trabajo y tener que ir varios días a la semana a exponer los temas delante de su preparador.

Al año y pico tuvo que romper las relaciones con una chica con la que salía desde final de carrera. Esto se sumó a un estado de tensión muy alto que fue apoderándose de él. Grandes agobios a la hora de programar todos los temas que tenía que estudiar. Empezó a no poder dormir bien por la noche, incluso en los días en los que estaba agotado. Posteriormente al *insomnio* empezó a sentirse muy nervioso, con dolores de estómago o «sensación de plenitud digestiva, náuseas y, a veces, vómitos».

Fue al internista, pero no le encontró nada. Le recomendó unos sedantes y «tomarse las cosas con más calma». Siguió estudiando, pero con resultados muy desiguales: días de mucho aprovechamiento del tiempo y otros casi en blanco. «En esos días me ponía fatal: me dolía el estómago, estaba muy inquieto, no podía concentrarme..., veía que los días pasaban y el tiempo me devoraba..., empecé a tener, más tarde, fuertes dolores de estómago...»

Volvió a ir al médico, le diagnosticó una *gastritis* y le puso un tratamiento farmacológico y una cierta dieta.

Se examinó y lo suspendieron en el segundo ejercicio. Le afectó mucho. Pasó una temporada de descanso y vuelta a empezar. Por esa época, su padre tuvo problemas económicos graves y la familia vino a menos. Días duros, llenos de acontecimientos tristes.

Cometió el error de ir haciendo un *tipo de vida cada vez más monótono,* sin intercalar días de relax, sin saber descansar, siempre agobiado. Cada vez peor del estómago, hasta el punto de que empezó un régimen de comidas.

Sacó las oposiciones al tercer envite, pero tuvo que pagar por ello el hecho de ser diagnosticado por un especialista de aparato digestivo: *úlcera gastro-duodenal.*

LOS CAMINOS DE LA ANSIEDAD

Como hemos dejado apuntado, son muchas las estructuras neurobiológicas implicadas en la ansiedad que van a dar lugar a una amplia gama de manifestaciones. Desde la ansiedad se derivan diversos caminos patológicos que pueden quedar esquematizados en los siguientes apartados: *cuerpo* o plano biológico; *corporalidad* o

Cuadro núm. 17

CAMPOS EN LOS QUE SE MANIFIESTA
LA ANSIEDAD PATOLOGICA

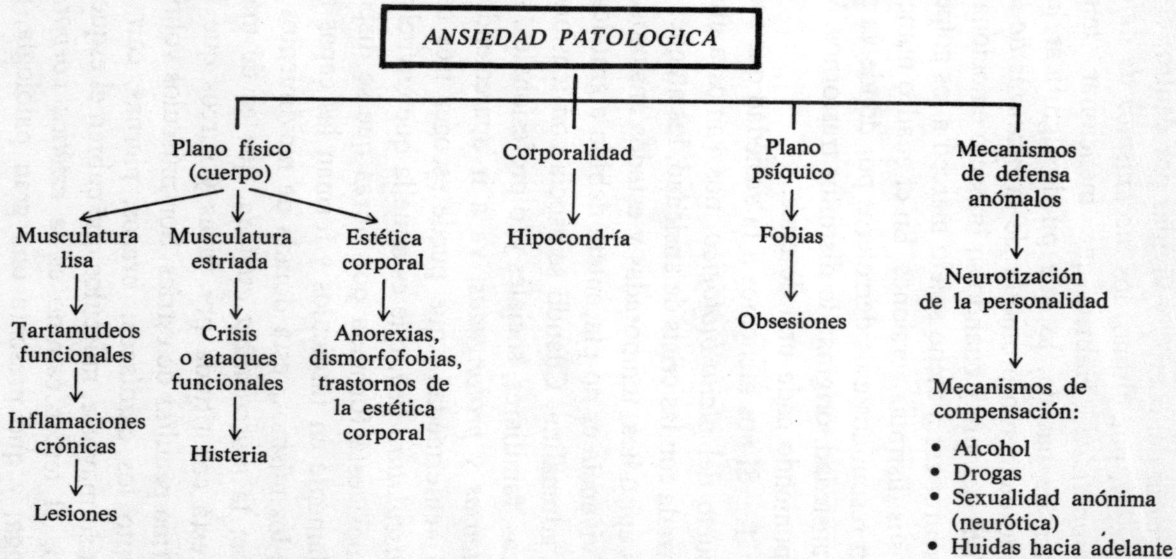

campo de las sensaciones difusas desparramadas por la geografía del cuerpo y vividas por dentro; el *plano psíquico;* y, por último, los *mecanismos de defensa de la personalidad.* Habría que mencionar, aunque sólo fuera de pasada, lo que puede significar la ansiedad como elemento promotor de la *madurez de la personalidad,* siempre y cuando su impacto emocional no llegue a neurotizar a dicho sujeto merced a los golpes ansiosos en sus distintas versiones. En el cuadro número 17 quedan resumidos esos derroteros por donde va a desviarse la ansiedad, originando distintos trastornos. Vamos a ir exponiendo cada uno de ellos.

1. Si nos atenemos a la ansiedad que escoge el vericueto del *plano biológico,* nos vamos a encontrar de entrada con las crisis de ansiedad, los ataques de pánico, los episodios, temporadas y estados ansiosos. En todos, la vivencia es no placentera debido a grandes descargas de adrenalina. Cuando se asocia con tensiones psicológicas, familiares, sociales y/o profesionales, si éstas son *intensas* y *prolongadas,* va a ir apareciendo una nueva «enfermedad» que puede escoger tres caminos: la *musculatura lisa,* que es aquella que envuelve a los órganos; está formada por fibras que se disponen paralelamente en fascículos y forman las capas musculares de los mismos; está dotada de movimientos involuntarios; la *musculatura estriada,* que es de más longitud y está constituida por rayas y surcos que le dan esa forma peculiar de estrías. Son músculos voluntarios, excepto los cardíacos: brazos, piernas, cara, etc., son, en su mayoría, músculos que cubren el esqueleto humano; el tercer camino es la *estética corporal,* hoy en boga, y que presenta una gran patología, sobre todo en la adolescencia femenina.

Cuadro núm. 18

ENFERMEDADES PSICOSOMATICAS (Cuadro general)
Aparato digestivo Gastritis, gastritis crónica, úlcera gastroduodenal, molestias digestivas mal delimitadas, estreñimiento, digestiones lentas, picores anales *(prurito anal)*, pérdida del control del esfínter anal *(encoprexis)*, gases *(aerofagia)*. *Aparato respiratorio* Crisis de asma psicológica, respiración rápida y suspirosa *(taquipnea)*, dificultad respiratoria emocional *(disnea)*, opresión torácica, falta de aire o *soif d'aire* (de la psiquiatría francesa), respiración suspirante. *Aparato cardiovascular* Hipertensión arterial, taquicardia (palpitaciones), arritmias cardíacas emocionales, dolor precordial (que recuerda al *angor pectoris)*, caídas bruscas de la tensión arterial *(hipotensión)*. *Sistema nervioso central y aparato locomotor* Disminución de los reflejos *(hiporreflexia)*, aumento del tono muscular (*hipertonía muscular*: rigidez, dolores musculares, parálisis rígidas en cuello, extremidades, etc.), convulsiones, temblores, tics y movimientos de los párpados por ansiedad *(mioclonias palpebrales)*, mareos, vértigos. También, hiperreflexia y caída del tono muscular (*hipotonía muscular*: parálisis flácidas, cataplejía). *Aparato génito-urinario* Aumento del tono de la vejiga urinaria (*hipertonía vesical*: hay que orinar frecuentemente y de forma imperiosa), disminución de la libido sexual o aumento, según los casos; pérdida del control de los esfínteres de la vejiga urinaria *(eneuresis)*. En mujer: picor en la uretra y en la vulva; vaginismo (contracción de los músculos de las paredes de la vagina), dolor al hacer el coito *(dispareunia)*, ausencia de la menstruación *(amenorrea)* o menstruación irregular y dolorosa *(dismenorrea)*. En el hombre: picores *(prurito uretral, escrotal)*, impotencia sexual, eyaculación precoz. *Mucosas, piel y uñas* (faneras) Rubor *(vasodilatación capilar)*, aumento de la sudoración *(hipersudoración)*, hipersecreción de grasa (seborrea —*alopecias* o caídas de pelo—, acné), picores generalizados *(pruritos)*, alergias cutáneas, alteraciones en la composición del sudor (lesiones eczematosas).

Cuadro núm. 18 *(Continuación)*

Organos de los sentidos • *Vista*: trastornos de la acomodación visual, visión borrosa, ver doble *(diplopia)*, visión sectorizada *(escotomas)*, destellos luminosos, pesadez de los párpados, dificultad para mantener la mirada, parpadeos frecuentes. • *Oído*: todos los ruidos le molestan por pequeños que sean *(hiperestesia sensorial)*, ruidos, pitidos *(acúfenos)*. • *Olfato*: disminución de los olores *(hiposmia)* o ausencia *(anosmia)*. • *Gusto*: deseo de sabores nuevos, o extraños o especiales *(pica)*, una nueva repugnancia hacia ciertos alimentos, alteraciones en la percepción de los sabores. • *Tacto*: sensaciones difusas, como de hormigueos, frialdad, calor *(sensaciones cenestésicas)*, hipersensibilidad a los estímulos dolorosos, disminución de ciertas sensaciones *(anestesia sensorial)*.

En el cuadro número 18 resumimos las principales *enfermedades psicosomáticas* que escogen como vía de expresión este sendero.

Salta una pregunta en seguida. ¿Por qué en unos casos la ansiedad escoge la ruta física (del *cuerpo*) o la *corporalidad* (cuerpo interno, o intracuerpo o cuerpo vivido) y, en otros, la dirección psíquica o los mecanismos de defensa anómalos? La respuesta hay que buscarla en estos apartados: *a)* cuando la personalidad es más fuerte, por regla general la ansiedad se encamina hacia el *cuerpo; b)* también si ese sujeto es narcisista, inseguro y ha tenido aprendizajes cercanos a lo largo de su vida de tipo aprensivo (vivir con una persona enferma mucho tiempo; haber estado cerca de una persona aprensiva, hipocondríaca, que siempre ha estado visitando médicos, hablando de enfermedades, análisis, etcétera; en una palabra, *que ha aprendido a vivir observándose físicamente* y con el paso del tiempo no puede despegarse de esta tendencia a estar siempre atento a síntomas, sensaciones, molestias, etc.; haber padecido alguna enfermedad desde pequeño, que le ha puesto en contacto con la medicina y de ahí se ha iniciado esa andadura hipocondríaca); *c)* la ansiedad escoge el *plano psíquico* cuando la personalidad es más débil y/o la ansiedad se ha producido en forma de crisis o ataques inesperados que le han llevado a hacer interpretaciones erróneas del lugar donde ésta se produjo. Pensemos en aquella persona que tuvo una crisis de ansiedad en el curso de un viaje en avión y a partir de ahí, mediante una serie de razonamientos personales con poca base real, pero cargados de afectividad, llega a la «conclusión» de que su problema está en que no puede subirse a un avión porque le sienta mal, se desencadenan las crisis... Y así, lentamente, se va a ir instaurando una *fobia a viajar en avión,* ya que ha elevado el nivel de importancia del lugar donde se produjo la experiencia negativa, dándole una magnitud inadecuada, y que a la larga le va a conducir a una nueva enfermedad, la fobia; *d)* en sujetos introvertidos, escrupulosos, con antecedentes obsesivos en su familia, se suele producir un trayecto que va de la angustia a la fobia y de ésta a la obsesión; en otras ocasiones, el salto es directo: ansiedad → obsesión; *e)* cuando la personalidad no queda calificada ni como fuerte ni como débil, ni tampoco hay antecedentes fóbico-obsesivos, sino que dicho sujeto es portador de una *personalidad desequilibrada,* desajustada o, por decirlo en términos de la psiquiatría americana, tiene un *trastorno de la personalidad,* en tales casos la corriente ansiosa va buscando *mecanismos de defensa anómalos,* inadecuados. Los más clásicos son: el *hábito alcohólico,* que conduce a la larga a una dependencia importante, y el deslizamiento hacia *una conducta sexual hiperactiva y primaria;* ambos llevan a una *degradación de la personalidad.* Más modernamente existen tres «escapadas» brillantes: el hachís, la cocaína y el podium de las drogas: la heroína; además, las huidas hacia adelante, plurales y complejas, cuya factura encuentra el sujeto al final del camino.

Dos palabras sobre *la ansiedad como fuente de maduración de la personalidad.* En el capítulo dedicado al *concepto* hemos hablado de la *ansiedad positiva.* Aquí, una experiencia dura y negativa como es la experiencia de sumergirse y vivir *en* y *desde* la ansiedad, va a llevar por caminos paradójicos —las rutas del sufrimiento tienen siempre ingredientes de maduración personal— a un salto en positivo. Hemos obviado esto en el esquema del cuadro número 17, pero aquí queda reflejado.

2. Hay otra cuestión importante a plantear: ¿por qué la ansiedad que escoge el itinerario biológico termina en un caso en una úlcera de estómago, en otro en un cuadro respiratorio y en otro en un infarto de miocardio o en un asma o en una dermatitis? Es apasionante este tema. A esto le llamamos en medicina *el problema de la elección del órgano.* ¿Cómo se produce esto?, ¿qué variables toman parte en esta diversidad de tránsitos y recorridos? Existen muchas teorías que han sido esgrimidas a lo largo de los últimos veinte años.

Fue Heinroth el introductor del término *psicosomático* en 1818. Los trabajos posteriores de Osler (1943) fueron también muy importantes. Jores (1950) habló de *enfermedades específicamente humanas.* Por esa misma fecha las investigaciones de Fran Alexander y Halliday tienen gran relieve. Mitscherlich (1952) habló de *neurosis vegetativas,* que tuvieron su época de moda, cuando muchos médicos diagnosticaban una *distonía neurovegetativa,* auténtico cajón de sastre donde iban a parar gran número de enfermedades y trastornos de difícil clasificación diagnóstica. Fue la fecha en la que von Bergman habló de *patología funcional.*

Ya hacia 1960, el ruso Sokolov empieza a investigar las líneas genéticas de las enfermedades psicosomáticas. Y Pribram (1969) pone de relieve desde una perspectiva psicológica —la conductista— cómo ciertos mecanismos de la neurofisiología modifican el equilibrio endógeno del sujeto, lo que va a llevar a este grupo de enfermedades. El tema de la *elección del órgano* es un lugar de convocatoria de distintas hipótesis de trabajo, algunas de las cuales quiero exponer de forma resumida con el fin de dar una visión panorámica de este apasionante tema:

a) Adler, uno de los primeros discípulos de Freud y disidente de sus ideas, formuló su teoría de *la inferioridad de los órganos,* también llamada *locus minoris resistentiae.* Puede resumirse así: sólo aparece la enfermedad en un determinado órgano si se le plantea una exigencia demasiado elevada, lo que condiciona una alteración funcional que, con el tiempo, irá a más y se transformará en una auténtica lesión.

b) Otra hipótesis es la del *patrón reactivo psicosomático.* Consiste en la respuesta de un órgano concreto en los primeros años de vida. Ante impactos emocionales, ansiedad, experiencias de miedo, terror o pánico muy sostenidos, la naturaleza responde con una colitis, una erupción en la piel o un aumento de la temperatura corporal (fiebre psicógena) sin que exista una base clínica. La pregunta que tendríamos que hacernos sería: ¿por qué ya en esa edad temprana el trastorno es digestivo, o de la piel o de la temperatura? Podemos ofrecer dos respuestas. Una, porque existe ya *una debilidad en esa zona o territorio.* Otra, por el azar: la casualidad hace imprevisible en muchos casos cualquier predicción evolutiva.

c) Dos psiquiatras austríacos, Hoff y Ringel (1970), subrayaron *el momento* en el que se produce la ansiedad mantenida y *el tipo de conflicto* que la acompaña. La asociación de ambos hace que el trastorno vaya a parar al órgano más débil.

d) Hay que mencionar también los *patrones psicosomáticos familiares.* Ya en páginas precedentes hemos aludido a ello, pero muy de pasada. Aquí de lo que se trata es de estudiar estilos de enfermedad que se dan en familias enteras. Hay familias de ulcerosos, de asmáticos, de hipertensos, de pacientes con dermatitis, eczemátides o con acné. Además, hay que añadir la similitud de tipos de vida [19], lo cual también va a actuar como condicionante y desencadenante de este grupo de enfermedades típicamente humanas (su presencia en los animales es rarísima).

El progenitor enfermo perjudica a su descendencia de dos maneras: transmitiéndole la herencia y obligándola a vivir con él los primeros años de su vida, con lo que aprende y escucha las quejas referidas a esas zonas del cuerpo.

e) Finalmente, hay que establecer una distinción entre *cuerpo* y *corporalidad.* El *cuerpo* tiene otras denominaciones: extracuerpo, cuerpo mundano (ya que nos representa ante los demás), *cuerpo como retrato* o lo que

---

[19] Este apartado lo estudia muy a fondo la *psicobiología del estrés.* Estas investigaciones han puesto de relieve que influye una tupida red de factores, unos en la *génesis* y otros en el *mantenimiento* del trastorno. Ambos desembocan en una enfermedad psicosomática.

Rotter y colaboradores han acuñado el concepto de *locus of control,* que pretende poner de manifiesto la predisposición a efectuar determinados tipos de atribuciones generalmente incorrectas (es decir, achacar lo que a ese sujeto le ocurre a factores de fuera o de dentro). Los sujetos con *locus of control externo* son más vulnerables al estrés, según han demostrado Toves (1985) y Schill (1988).

Los *estados de tensión emocional e intelectual crónica* son, por regla general, el punto de partida.

los alemanes llaman *körper:* el cuerpo como realidad objetiva. Cada uno vive anclado en su cuerpo. Somos nuestro cuerpo. *El cuerpo exterior es el vehículo de la realidad personal en el espacio.* Pero el hombre no se agota en su cuerpo. Si fuéramos sólo cuerpo seríamos como los animales. Los pitagóricos decían *soma-sema* y lo repetían una y otra vez: cuerpo-tumba, cuerpo-cárcel. El cuerpo como cárcel o prisión del alma, que dirían los románticos.

Las partes más expresivas del cuerpo son la cara y las manos. Las zonas descubiertas nos dejan al descubierto, anuncian nuestra intimidad. Cada cuerpo de otra persona es un semáforo de señales, un abundante campo de signos que nos dicen muchas cosas. Las enfermedades del *cuerpo psicológico* son: la *anorexia* (negarse a comer para mantener un tipo delgado), la *bulimia* (una voracidad tremenda, un no poder parar de comer) y el síndrome mixto *anorexia-bulimia* (que consiste en alternancias periódicas de momentos de *anorexia* con otros de *voracidad patológica*), que es una enfermedad grave, típica de las adolescentes y que tiende a hacerse crónica. Además, están las *fobias estéticas* (referidas a la longitud de la nariz, la raíz de implantación del pelo, la papada, las mejillas, los arcos de los ojos, etc.).

El cuerpo externo es la puerta por la que nos hacemos presentes en el mundo. Nuestro cuerpo nos abre camino por el mundo. Y de él, la cara es lo más esencial. Dice el pueblo llano que la cara es el espejo del alma, y es cierto. A ella vienen los paisajes íntimos del ser humano. Allí se va a reflejar la ansiedad, la inquietud, la tensión emocional, la tristeza, la paz, la serenidad y la esperanza. La cara es programática: anuncia la vida como proyecto.

¿A qué llamamos *corporalidad*? Al *cuerpo vivido, interior,* al *intracuerpo.* Los alemanes utilizan el término *leib,* que significa *cuerpo subjetivo.* Su lenguaje es el sufrimiento y el dolor (el primero va más cargado de psicología, mientras que el segundo es más físico). Está constituido por sensaciones, percepciones menudas y por una corriente de impresiones internas, las más de las veces difíciles de describir. Podríamos definir la *salud* como *el silencio de la corporalidad.* Cuando ésta habla y se expresa, asoma la enfermedad: «Me siento mal» quiere decir que me encuentro o noto que mi corporalidad me avisa de que algo no va bien. La principal enfermedad de la *corporalidad* es la *hipocondría.*

f) En el esquema del cuadro número 17 observamos que hay unas *manifestaciones privadas* (que van a estar constituidas por esa serie de enfermedades psicosomáticas) y otras que son *públicas,* como las crisis histéricas o los trastornos de la estética corporal.

Las principales enfermedades psicosomáticas

Vamos a intentar esquematizarlas. Como vimos en el cuadro número 18, existe una gran variedad, aunque en la vida práctica hay algunas que son más frecuentes que otras. Otras, aparecen más de tarde en tarde. He recogido de mi material clínico una muestra de los últimos tres años y nos encontramos con las cifras que se reflejan en el cuadro número 19.

A la cabeza de todas ellas están la úlcera gastroduodenal y la gastritis. La explicación hay que buscarla en la enorme expresividad psicológica del aparato digestivo. Cuando se pasa un mal rato, muchas veces se reac-

Cuadro núm. 19

ENFERMEDADES PSICOSOMATICAS MAS FRECUENTES	%
Ulcera gastro-duodenal	30
Gastritis	12
Vaginismo/dolor en el coito *(dispareunia)*	10
Colitis periódicas	7
Colon irritable	6
Crisis de asma/dificultad respiratoria	5
Hipertensión arterial	5
Palpitaciones (taquicardia)	5
Amenorrea y alteraciones del ciclo menstrual	5
Dolores de cabeza	5
Aumento de la tendencia sexual en el hombre *(satiriasis)* ...	5
Otras	5

Cuadro núm. 20

ENFERMEDADES PSICOSOMATICAS MAS FRECUENTES (por aparatos)	
Aparato digestivo	*Aparato respiratorio*
Ulcera gastro-duodenal	Asma
Gastritis	Disnea-opresión respiratoria
Colitis periódicas	Respiración rápida *(taquipnea)*
Colon irritable	*Aparato cardiovascular*
Estreñimiento	Hipertensión arterial
Gases *(aerofagia)*	Taquicardia
Sistema nervioso	Opresión precordial
Tics	*Sistema endocrino*
Dolores de cabeza	Hiper-hipotiroidismo
Temblores	Diabetes mellitus
Aparato génito-urinario	Anorexia-bulimia
♀ Amenorrea	Obesidad
♀ Dismenorrea (menstruaciones dolorosas)	*Otros*
♀ Vaginismo	Dolor psicógeno
♀ Dolor en el coito	Artritis reumática
♀ Picor en la vulva/vagina	Alergias
♂ ↑ libido sexual	Dolores de cabeza
♂ Orinar muy a menudo *(polaquiuria)*	
↑ significa: aumentada	

ciona perdiendo el apetito; cuando se quiere celebrar algo positivo se organiza una comida, que es el centro neurálgico del festejo; cuando se rechaza a una persona o una situación, se dice: «Me produce ganas de vomitar...» Quizá, por medio de esta expresión podamos comprender la abundancia de estos trastornos.

El aprensivo, o enfermo imaginario o hipocondríaco

Fue Hipócrates el primero en referirse a esta enfermedad, describiéndola de este modo: «El enfermo parece tener en las vísceras una espina que le pincha, la ansiedad le atormenta y está sumergido en un miedo cerval.» Galeno la llamó *morbus flatuosus* y la situó en las proximidades de la melancolía. El médico inglés Robert Burton, en el siglo XVII, la analizó muy detenidamente en su libro *Anatomía de la melancolía.* ¿Cómo se la puede definir? El rasgo esencial es *el temor o la creencia de padecer una enfermedad grave, lo que lleva consigo una observación atenta y minuciosa de sus sensaciones físicas y una preocupación excesiva y permanente.* El examen del paciente, así como los distintos análisis a los que ha sido sometido, no arrojan nada que explique esas sensaciones: todo normal, nada patológico. Pero el sujeto se encuentra mal, permanentemente atento a sus síntomas y recorriendo médicos de aquí para allá [20]. Muchas veces la preocupación se centra en

[20] Todo enfermo aprensivo termina teniendo una larga historia de peregrinaciones médicas. Han sido muchos los médicos que le han visto: unos han dicho unas cosas y otros han mostrado la gravedad de esa *enfermedad psíquica.* A esto le llaman los ingleses *doctor-shopping.* Conduce a un gran deterioro de las relaciones médico-enfermo, con frustraciones y agresividad final por ambos lados. Estos sujetos creen que no

una parcela concreta del organismo: los latidos cardíacos, el exceso de sudoración, la respiarción, el color de las conjuntivas de los ojos, etc. Por otro lado, suele centrarse siempre en posibles enfermedades graves: el cáncer en sus más diversas localizaciones; la sífilis, el infarto de miocardio o el SIDA. Esto le lleva a estar continuamente pendiente de su cuerpo: analiza, observa, escruta, estudia, está atento a la menor noticia que le llega de su *corporalidad,* y se convierte en un virtuoso de la percepción de su *cuerpo interior.* Por eso, cuando le cuenta al médico lo que le sucede, necesita recurrir a un lenguaje preciso, minucioso, plagado de detalles. Quiero mostrar un caso realmente notable.

Hombre de cincuenta y cinco años. Abogado. Casado y sin hijos. Desde pequeño fue una persona más bien introvertida, insegura, que rompía un poco con los moldes de su familia: abierta, muy comunicativa, con muchas relaciones tanto familiares como de amistades.

Siempre tuvo una gran afición a los médicos y, al mismo tiempo, un gran temor a ellos. Tuvo la mala fortuna de ir a bastantes ya de adolescente y en su primera juventud, lo que fomentó en él una *actitud aprensiva:* estar siempre observándose y atento a su salud.

La primera vez que lo vimos en consulta nos trajo una *lista de síntomas apuntados en un papel,* todo de un modo superdetallado: «... por la mañana me levanto como cansado, como si no hubiera dormido bien; desayuno y después me queda una sensación como de vacío en el estómago; cuando salgo de casa tengo una cierta inestabilidad en la marcha, como de mareo..., pero no es mareo, yo la llamaría mejor pre-vértigo..., no sé si está descrita, pero yo la siento así. A media mañana me gusta tomarme —algunos días— la tensión y voy a un sitio donde me dicen cómo la tengo. Me extrañan mucho esos cambios de mi

---

reciben la atención adecuada y que el médico no ha captado la esencia de su problema.

tensión arterial de un día para otro, por eso a veces me la tomo dos veces al día y a distintas horas, porque yo no sé si lo que me pasa será de la tensión o de la circulación...

»Tengo que tener mucho cuidado con las comidas. Tengo el estómago débil, los médicos de aparato digestivo que me han visto dicen que no tengo nada, pero yo *me noto el estómago...* Después de comer, a veces me dejo caer media hora para descansar, pero algunas veces me levanto peor..., inquieto, con ansiedad; bueno, creo que a eso que me pasa lo llamáis ansiedad; lo he leído en una enciclopedia médica que tengo en casa.

»A mí me extraña mucho que los médicos que me han visto no hayan encontrado nada. *Quiero que me hagan análisis y que me vean otra vez el estómago,* yo no estoy tranquilo... No sé, la verdad es que a lo peor tengo un cáncer o algo por el estilo y estoy tan tranquilo, aún estoy a tiempo; aunque, por otra parte, si tuviera algo de tanta gravedad estaría ya muerto, porque con esto llevo ya algunos años.»

En esta historia clínica hay una serie de puntos que quiero comentar, porque son una constante en todos los aprensivos:

1. Todos los hipocondríacos *visitan a muchos médicos.* Al principio van acompañados de algunos familiares, que explican con detalle lo que le sucede al enfermo. Puede incluso que se organice un «consejo de familia» para aclarar y matizar su enfermedad. Con el paso del tiempo, el hipocondríaco va solo al médico. Más tarde va cambiando de médico, porque no le convence lo que éste dice, o no le gusta o no quiere hacerle todos los análisis de sangre, orina y pruebas complementarias que él reclama.

2. Siempre existe, al mismo tiempo, *deseo y temor hacia la enfermedad.* Quiere el diagnóstico, con la eti-

queta clara y concreta, pero esto le tiene atemorizado. Es una ambigüedad rotunda, vivida dentro de sí.

3. Charcot, uno de los maestros de Freud, denominó a esta enfermedad *le malade de le petit papier:* el sujeto suele traer los síntomas apuntados en un papel. Es un inventario trazado sobre la bóveda de la ansiedad. Lo que más le angustia va en primera línea. En otras ocasiones, esa relación sigue un orden cronológico. ¿Qué significa ese papel? El temor de que el médico no capte lo que le sucede o de que quede algo en el tintero que sea importante y le impida hacer un diagnóstico correcto del trastorno.

4. Una característica esencial del aprensivo es *la auto-observación prolija de sus sensaciones,* a las que concede un significado inquietante. Esto hace que cada vez se dedique más al tema de su salud, que acaba por convertirse en la cuestión primordial de su existencia.

De ahí pasamos a la actitud permanente de fijarse en su estado físico. Analiza cada síntoma por pequeño que sea, lo valora, lo estudia microscópicamente buscando y rebuscando su posible alcance. *Racionalización infinitesimal surcada de sospechas.*

5. ¿Cuál suele ser el *estado de ánimo* del hipocondríaco? Suele atravesar por distintas etapas, pero cuando la enfermedad se ha instalado con toda su fuerza, echando raíces, se trata de una *mezcla de ansiedad y depresión,* con experiencias intermitentes *distímicas:* vivencia de desagrado e inquietud displacentera; se siente alterado, irritable, con explosiones de humor y cierta tendencia a perder el control de sí mismo ante estímulos negativos de poca importancia.

La hipocondría es una enfermedad psíquica grave; cuando tiene una cierta evolución, su pronóstico es malo y los índices de curación son muy escasos. Sólo en aquellos en los que se trata de una reacción ante una enfermedad real propia o de alguien muy cercano, puede tener mejor pronóstico. Tal es el caso que exponemos a continuación:

Hombre de cincuenta y dos años. Casado y con un hijo. Su madre murió cuando él tenía unos diez años. Su padre fue siempre una persona aprensiva y, en buena medida, ello estuvo desencadenado porque de pequeño tuvo una enfermedad infecciosa y durante bastante tiempo siguió un tratamiento y una serie de revisiones clínicas periódicas.

Padre e hijo han vivido juntos hasta el matrimonio de este último. «De pequeño, y después de adolescente, he acompañado muchas veces a mi padre al médico, por distintos motivos. Mi padre siempre está hablando de enfermedades, médicos o gente conocida que tenía esto o lo otro..., hasta el punto de que su vida social se reducía a ir a ver a personas operadas o que estaban enfermas o a dar un pésame... Todo eso me ha marcado a mí.

»Yo siempre he sido aprensivo, pero ahora, desde hace un año, estoy fatal. Me paso el día asustado pensando que tengo algo, más aprensivo que nunca. He ido a cuatro o cinco especialistas en los últimos meses y no me han encontrado nada, pero yo no acabo de fiarme, porque a lo mejor es que no han dado con la clave de lo que me está pasando.»

Coincidiendo con esta agravación de su hipocondría ha cambiado su estado de ánimo. «Estoy más triste, decaído, sin ganas de nada y con una gran ansiedad, pensando en la muerte o en que algo malo me va a pasar...» «He perdido el gusto por muchas cosas, estoy como indiferente, nada me atrae, ensimismado, pensando en lo que siento, dándole vueltas en mi cabeza a todo.»

En las últimas vacaciones salió de Madrid hacia una zona de playa. Su preocupación fundamental era hacer un itinerario en el que él supiera que había algún hospital o centro sanitario, por si acaso. Lleva un botiquín, pero siempre va añadiendo cosas que luego no toma por temor a sus efectos. «Yo siempre he leído los prospectos de las

Cuadro núm. 21

PROGRAMA DE CONDUCTA PARA UN HIPOCONDRIACO
Inventario de observaciones 1. Luchar día a día por *no observarme tanto físicamente.* 2. Esforzarme en ir corrigiendo esta tendencia que tengo a que se apoderen de mí *ideas irracionales* (utilizar para ello alguna de las técnicas de terapia cognitiva sugeridas en la consulta). 3. Entrenarme en *hablar de temas generales* que a todos interesen (he perdido mucha habilidad para las relaciones sociales y esto me hace estar más concentrado en mí mismo, siempre analizándome; hablar de temas de actualidad, aprender a tener más recursos psicológicos, preguntarle a la gente por sus cosas, sacar temas de conversaciones, etc.). 4. Necesito *ir cortando esa inclinación a hablar de enfermedades, médicos, medicinas y temas sanitarios* (esto no me conviene, ya que acentúa mi hipocondría. Tiene que ser un objetivo prioritario). 5. *No leer nada de medicina* (tengo que hacer desaparecer la enciclopedia médica que tengo en casa; no ver programas de medicina en la televisión, ni oírlos en la radio; debo ser muy estricto, aunque al principio me cueste). 6. *Llevar una vida más natural* (plantearme, con agenda en mano, salir el fin de semana al campo, estar más en contacto con la naturaleza). 7. *Hacer deporte todas las semanas* por prescripción facultativa (esto me ayudará mucho a medio plazo, aunque de entrada me será algo costoso).

medicinas y muchas veces no llego a tomarlas por miedo a los efectos secundarios o a las contraindicaciones.»

En este caso hay un hecho relevante: *se ha agravado ostensiblemente su estado anterior*. Esto nos hizo pensar que su cuadro clínico de fondo era depresivo y se le aplicó un tratamiento a base de *antidepresivos* por vía endovenosa y oral, además de *ansiolíticos* y *facilitadores del sueño*. Nunca había estado sometido a esta medicación. Es decir, que cabía esperar un efecto muy llamativo, al no conocer su organismo dicha terapia. Y así fue. En tres semanas mejoró enormemente. Se le hizo además un *programa de conducta,* consistente en un listado de observaciones que tenía que leer diariamente y darse una puntuación, con objeto de poder alejarlo de esa inclinación a estar siempre pensando y analizando sus sensaciones somáticas. Este fue el resumen del programa:

El programa debe valorarse diariamente —menos el deporte semanal— bien de cero a diez o, si el sujeto lo prefiere, de cero a tres. Cuando pasen dos o tres semanas, que la contabilidad se haga cada dos o tres días. Y, después, que se limite a leerlo diariamente —en una hora de máxima receptividad intelectual: puede ser por la mañana, antes de empezar a trabajar—. El programa de comportamiento se convierte así en un objetivo psicológico que actúa mentalizándole en esa dirección.

Finalmente, en el cuadro número 22 exponemos los criterios para el diagnóstico de hipocondría de la American Psychiatric Association.

Cuadro núm. 22

CRITERIOS PARA EL DIAGNOSTICO DE LA HIPOCONDRIA
A. La alteración predominante es una interpretación errónea de signos y sensaciones físicas que se enjuician como anormales, lo cual lleva al temor o a la creencia de que se padece una enfermedad grave. B. A través de las exploraciones físicas no se encuentran pruebas de ningún trastorno que explique los signos, las sensaciones o las interpretaciones erróneas que el individuo hace de ellos. C. El miedo o la creencia de padecer una enfermedad persiste a pesar de la seguridad de las pruebas médicas y puede llegar a causar incapacitación social o laboral. D. Ello no se debe a ningún otro trastorno mental del tipo de la esquizofrenia, depresivo en sentido estricto o trastorno por somatización.

IV. FOBIAS Y OBSESIONES

Entramos ahora en un apartado que se desgaja de la ansiedad. Como ya describimos en el cuadro número 2, hay una *primera travesía de la ansiedad que termina en la idea de suicidio*. Pero ahora vamos a ver una *segunda travesía que parte de la ansiedad y aterriza en las obsesiones*. Esto no quiere decir que siempre tengan que seguirse alguno de los dos caminos. La medicina es bastante más compleja que una ciencia exacta. Lo que

Cuadro núm. 23

TRAVESIA DE LA ANSIEDAD A LA OBSESION

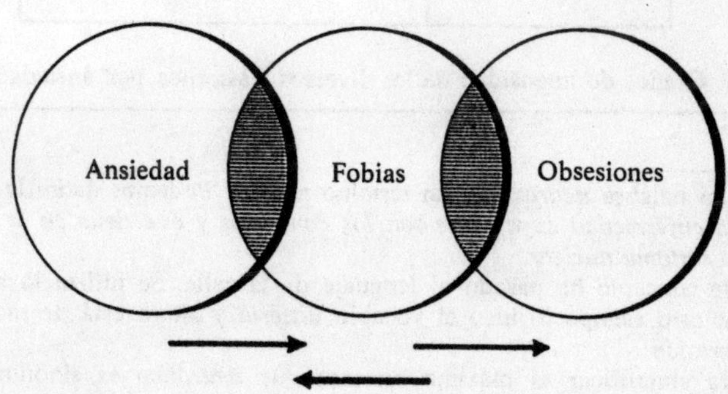

sí es muy característico es la secuencia de pasos que se produce en uno y otro casos.

En el cuadro número 23 vemos lo que antes mencionábamos; en el número 24, la gradación de fenómenos temerosos que, arrancando de la tensión psíquica normal, llegan a convertirse en las fobias en general y en la agorafobia en particular [21]. Todos ellos quieren llamar la atención de un hecho importante: *la ansiedad es una experiencia viva, dinámica, que cambia de forma*

Cuadro núm. 24

GRADOS DE INTENSIDAD DE LOS DIVERSOS TRASTORNOS POR ANSIEDAD

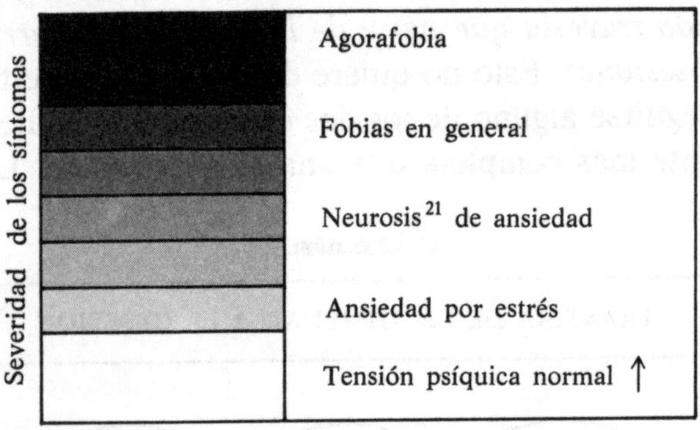

Grados de intensidad de los diversos trastornos por ansiedad

---

[21] La palabra *neurosis* es un término mágico. Podemos definirla como *aquella enfermedad cuya clave son los conflictos y que tiene en la ansiedad su síntoma nuclear.*

Este concepto ha pasado al lenguaje de la calle. Se utiliza lo mismo que en otro tiempo lo hizo el vocablo *histeria* y ahora está de moda el de *depresión.*

Para simplificar al máximo diremos que *neurótico* es sinónimo de *personalidad complicada, difícil, extraña, rara, con una marcada tendencia a la introversión, que no ha perdido el contacto con la realidad.* No *con el paso del tiempo.* De tal modo que lo que hoy es una crisis de ansiedad puede deslizarse hacia la fobia y ésta, más tarde, convertirse en una patología obsesiva.

De la ansiedad a la fobia

La ansiedad es una vivencia de inquietud y desasosiego en la que *se anticipa lo peor.* La fobia es un *temor desproporcionado, terrible, superior a uno mismo, que se produce ante hechos, personas o situaciones.* Hay un elemento común: *el temor.* Por eso podemos establecer una *gradación de sentimientos temerosos* que partiendo del *miedo* → conduce a la *ansiedad* → y culmina en la *fobia.*

El *miedo* es un temor ante algo concreto, específico, claro, evidente, que se ve, que es captable desde la posición donde uno se encuentra. Uno puede tener miedo a un león en plena selva y defenderse de un posible ataque llevando consigo un arma de fuego. Se puede tener miedo a un examen, en el curso de unos estudios, y caben varias posturas: estudiar con más orden, aprovechar mejor el tiempo, hacerse un plan serio de trabajo, no presentarse o copiar durante la prueba. *Del miedo se defiende uno con medidas racionales.*

La *ansiedad* es un temor difuso, vago e inconcreto, sin referencias. Por eso la reacción que suele provocar es de perplejidad, sorpresa, asombro, de una especie de

---

existe una base orgánica. Esto la diferencia de la esquizofrenia y de otras formas psiquiátricas graves.

La conducta puede llegar a encontrarse seriamente afectada aunque, por regla general, está dentro de los límites aceptados por la sociedad. Las principales formas clínicas están representadas por aquellas en las que predominan sobre todo la ansiedad, las fobias, las obsesiones, la histeria, o manifestaciones histéricas o una mezcla complicada de ellas.

embotamiento confuso que hace que no se reaccione de ninguna manera. A esto llamamos *estado de alarma* en el lenguaje de la psicología actual. Aquí los mecanismos de defensa van a ser inconscientes y conducirán al esquema del cuadro número 17: manifestaciones psicosomáticas, histeria, trastornos de la estética corporal, hipocondría, fobias, obsesiones o dispositivos de defensa anómalos.

Las *fobias* son *miedos irresistibles, tremendos, insuperables, desproporcionados.* Aquí sólo cabe hacer una cosa: huir, no aproximarse, no ponerse en contacto con aquello que las produce, escapar. Actitud de huida o de aplazamiento si de lo que se trata es de enfrentarse a algo o a alguien.

Entre los tres, *miedo, ansiedad* y *fobias,* hay una estrecha cercanía que se recorre como un camino de ida y vuelta. Eso es lo que vamos a ver a continuación. Veamos la siguiente historia clínica resumida.

> Se trata de un hombre de cincuenta y un años, andaluz. Hace viajes frecuentes a Madrid por cuestiones profesionales. Lleva un año muy agobiado de trabajo, desbordado. Ha notado desde hace un mes aproximadamente «sensación de ahogo, dificultad respiratoria, nervios por dentro..., pienso que me puede pasar algo, no sé explicarlo bien, es una cosa extraña...».
>
> De su último viaje en avión nos relata la siguiente experiencia: «Al despegar el avión creí que me moría: el corazón me latía muy fuerte, como si se me fuera a salir, un sudor frío, un miedo enorme; vi a la muerte que venía hacia mí... bueno, no la vi, la sentí dentro, temí el infarto allí mismo; además, ganas de gritar, de correr, de hacer algo. Fue espantoso.»
>
> En el curso del vuelo las azafatas estuvieron con él, acompañándole. No había ningún médico a bordo. «Hice el viaje como flotando, como si estuviera recién operado,

entre nubes, aturdido, asustado; me dieron una copa de coñac y quizá eso me relajó un poco..., pero hice un viaje fatal.»

A los pocos días de este incidente fue a ver a un médico amigo suyo, que le hizo una exploración cardíaca y no le encontró nada. Después se hizo un chequeo más amplio y tampoco hallaron nada; todo normal. Y ahí arranca su autoanálisis: «¿Qué me ha pasado, por qué este miedo tan terrible, será el estrés o la vida tan acelerada que llevo...?» Esas reflexiones le han llevado a la conclusión de que no le van bien los aviones, que no debe viajar tanto en avión. Y a partir de ahí se ha ido apoderando de él un miedo grande a viajar en este medio de transporte. Miedo que ha ido *in crescendo* hasta convertirse en una verdadera *fobia*: un temor terrible que no puede dominar y ante el que se rinde: «Desde ahora no viajaré más en avión, será la única manera de evitar que me vuelva a pasar algo parecido. Tal vez sea la presión de la altura o el despegue, pero, desde luego, no vuelvo a subirme en un avión.»

Aquí observamos claramente el paso de la *crisis de ansiedad* a la *fobia*. ¿Cómo se produce esto? Mediante la *racionalización* [22]. De la crisis o el ataque de ansiedad que había tenido en el curso del viaje en avión va emergiendo la fobia a los aviones. El mecanismo: el lugar en el que se produjo la crisis se engrandece, toma cuerpo propio, se le da una importancia inusitada, desproporcionada; y ese espacio donde sucedió la borrachera de ansiedad va a adquirir el máximo protagonismo, convirtiéndose en *espacio fóbico*. A esta modalidad se la llama *fobia traumática* o, también, fobia aislada.

Los ataques de ansiedad o pánico suelen evolucionar hacia el mundo fóbico. Muchas de estas crisis pasan

---

[22] Proceso de autoanálisis que termina encontrando *razones generalmente falsas,* pero que a ese sujeto «le van a servir» para comprender lo que le ha sucedido. Desde esa posición se inicia la andadura que concluye en las fobias.

sin ser diagnosticadas, y el médico no psiquiatra, en ocasiones, les da una significación inadecuada. El pueblo suele atribuirlas a «corte de digestión», «caída brusca de la tensión arterial» o «un disgusto fuerte que ha desencadenado esta reacción».

De otra parte, es una constante no hallar en los análisis y pruebas de exploración ningún dato relevante que haga sospechar que existe una enfermedad física determinada. Tras las crisis se recobra la calma, aunque queda un cierto estado que se puede definir como *temor de expectación* ante la posible repetición. El análisis personal de sitios, personas, situaciones, tensiones profesionales y/o familiares, hasta el tipo de comidas o hábitos de vida, trata de conducirle hasta la clave de lo que a él le ha ocurrido. Por esa vía resbaladiza acaba en la fobia.

No siempre es posible señalar una dinámica tan clara entre la ansiedad y la fobia. En otros casos hay que bucear en la biografía e intentar esclarecer hechos o situaciones que puedan hacernos comprender su porqué.

Este mecanismo se llama *desplazamiento:* consigue sustituir el temor difuso de la ansiedad por un temor concreto que se condensa en objetos del mundo real. Desplaza la ansiedad arrojándola fuera y sustituyéndola por miedos más intensos, pero bien delimitados. Mecanismo de carácter defensivo que da paso a la fobia.

¿Qué son las fobias?

Ya hemos hecho una primera definición de ellas. Vamos ahora a dar otra y a explicarla para que el lector pueda entenderla claramente: *miedo irracional, persistente, sobrecogedor, de una intensidad desbordante, que se acompaña del deseo impulsivo de evitar ese objeto, o situación o persona que se lo provoca.* El individuo reconoce lo que le pasa, se da cuenta claramente de su trastorno, capta que tiene un *miedo excesivo e irrazonable que puede con él, ante un tipo específico de estímulo.*

Lo que hay en el fondo de la fobia es ansiedad. Por ello la persona se protege y procura evitar ponerse en contacto con aquello que se lo provoca. La vivencia es muy displacentera, se percibe el desamparo y el terror de que llegue a producirse. Así, el sujeto que tiene fobia a los exámenes orales, si tiene que examinarse, vive con una expectación patológica este hecho, de tal modo que lo más probable es que no pueda presentarse, incluso aunque vaya al examen y esté en la puerta, a la espera. Lo que ocurrirá con toda seguridad será lo siguiente: un ataque de ansiedad y pánico antes de todo ello y un síncope físico con desmayo. Ahí es donde se ve claramente que tiene un carácter insuperable y tremendo.

Sería imposible hacer una clasificación de todas las posibles fobias. Lo veremos en seguida. Es una tarea tan difícil como compleja. Lo que sí queda muy patente es que son miedos atroces ligados a situaciones específicas, como resultado de un proceso de aprendizaje. Un estudiante desarrolla una fobia a los exámenes tras haber sufrido uno en el que lo pasó muy mal y en el curso del cual padeció una crisis de ansiedad, con todo el cortejo sintomático correspondiente. Un niño puede padecer una fobia escolar porque su madre, sin darse cuenta, le dice que tenga cuidado con esto o con aquello, y se lo provoca inconscientemente.

A veces las conexiones asociativas son bastante directas, como en los casos antes comentados. Pero, otras veces, las conexiones asociativas son más oscuras. Veamos un caso de *agorafobia.*

Se trata de una chica de veinte años. Estudiante. Viene a la consulta porque «estoy muy deprimida, triste, con ganas de morirme... y creo que lo que me pasa no tiene solución. Además, no puedo salir a la calle, le tengo pánico a esto... No salgo de casa como no sea en coche con mis padres o acompañada... No puedo ir a ninguna parte... He empezado a tener ideas de suicidio y en estos últimos días he pensado en tomarme algo, pero creo que no tengo valor para hacerlo...».

Además, tiene una enorme ansiedad, más intensa en las primeras horas de la mañana. Por la tarde está algo mejor. *Ritmo diario bastante típico de sus síntomas.* Insomnio. Y, por supuesto, las dos notas más graves de su cuadro clínico son: 1) la *tristeza depresiva,* con todos los aditamentos correspondientes: apatía, falta de ilusión, desesperación; 2) su *agorafobia* o fobia a los espacios abiertos, a salir a la calle, que es grave en la medida en que la incapacita para llevar una vida normal.

Al hacer la historia clínica podemos observar cómo nació la fobia. Ella había salido con un chico durante bastante tiempo y, al final, por una serie de incompatibilidades, tuvieron que dejarlo, sintiéndolo mucho más ella que él. Empezó a brotar en ella un miedo a encontrarse en la calle, ya que ambos iban por los mismos sitios. Ese miedo fue apoderándose de ella y creciendo por días. A eso hay que añadir que es muy imaginativa y pensaba con frecuencia: «Si me lo encuentro, desde luego nada de quedarme bloqueada y sin saber qué decir, yo le diré algo. Pero, ¿y si está con otra? Lo mejor será mirarlo y no decirle nada...» Y en estas reflexiones se fue fraguando la fobia, al intensificarse ese proceso *racionalizador.*

El tratamiento consistió en farmacoterapia inicial y una técnica de conducta para vencer la fobia.

La medicación fue de tres tipos: antidepresivos por vía intravenosa e intramuscular al mismo tiempo, psicorrelajantes y un medicamento para facilitarle el sueño. A las pocas semanas se le aplicó una *terapia de conducta* del siguiente modo: se le explicó previamente que en toda fobia lo que se produce es un aplazamiento en la aproximación al objeto que la produce, y que para su curación había que seguir el camino inverso, es decir, acercarse a la calle primero en compañía del médico y, más tarde, que ella sola se entrenara haciéndolo.

Antes de comenzar la primera sesión se le dieron sedantes en una dosis alta, con tiempo suficiente para que percibiera su efecto en el momento de estar en la calle. Salió y estuvo bien en los primeros momentos, pero después, al quedarse sola, cruzar de acera e irse lejos del médico, lo pasó muy mal, según sus propias palabras. Hizo un recorrido de unos diez minutos por una calle muy céntrica y, más tarde, se reunió con el médico en un lugar donde hay muchas tiendas, pues tenía además una fobia a los espacios pequeños con mucha gente [23]. Con lo cual, en una misma sesión inicial se atacaron las dos fobias. Se sintió con mucha ansiedad y con verdaderos deseos de abandonar la tarea propuesta, pero después se alegró. La terapia dio sus frutos en las siguientes etapas.

Clasificación de las fobias

Como decíamos antes, es muy difícil hacer una clasificación exhaustiva de ellas, ya que parece imposible ordenar los miedos humanos. Su riqueza y variedad

[23] A esto se le denomina *antropofobia*. Con frecuencia, un mismo enfermo puede padecer varias fobias a la vez, entre las que existe una relación muy estrecha.

Antropofobia = fobia a los espacios donde hay mucha gente (tiendas, grandes almacenes, fiestas sociales, etc.).

están a la par de las posibles realidades en donde el ser humano pueda vivir y desarrollarse.

Vamos a hacer tres clasificaciones, con el fin de poner orden —en la medida de lo posible— en un campo

Cuadro núm. 25

CLASIFICACION CLINICA DE LAS FOBIAS

Fobias traumáticas (o aisladas; se producen tras experiencias duras).

Fobia a viajar en avión.
Fobia a los exámenes, en general (o a los orales, en particular).
Fobia a ir al cine.
Fobia a viajar en tren.

Fobias hipocondríacas

Cancerofobia.
Sífilo-fobia.
Cardio-fobia.
Fobia al SIDA.

Fobias habituales en muchas personas (fobias comunes).

Fobia a la muerte *(tanato-fobia)*.
Fobia al dolor *(algo-fobia)*.
Fobia a la soledad.
Fobia a las serpientes, ratones, lagartos, reptiles.
Fobia a la oscuridad.
Fobia a la noche *(nicto-fobia)*.
Fobia a las enfermedades *(noso-fobia)*.

Fobias estéticas

Fobia a la obesidad.
Fobias referidas a alguna parte de la cara *(dismorfo-fobias)*: nariz, pabellones auriculares, papada, raíz de implantación del pelo, etc.
Fobia a expeler malos olores *(disismo-fobia)*.

Fobias de expectación

Fobia a los exámenes.
Fobia a dar clase.
Fobia a hablar en público.
Fobia a ponerse rojo cuando hay otras personas *(eritro-fobia)*.
Fobia al rendimiento sexual.

Cuadro núm. 26

CLASIFICACION DE LAS FOBIAS SEGUN LOS AGENTES PRODUCTORES

Objetos

Fobia a la sangre *(hemato-fobia)*.
Fobia al polvo *(amato-fobia)*.
Fobia a los alfileres *(aicmo-fobia)*.
Fobia a los metales *(metalo-fobia)*.
Fobia a los venenos *(toxi-fobia)*.
Fobia a los astros *(astro-fobia)*.
Fobia a los cuchillos.

Lugares

Fobia a los sitios con mucha gente *(antropo-fobia)*.
Fobia a los espacios abiertos *(agora-fobia)*.
Fobia a los espacios cerrados *(claustro-fobia)*.
Fobia a las multitudes *(oclo-fobia)*.
Fobia a las cimas, cumbres *(acro-fobia)*.
Fobia al mar, río.

Enfermedades

Cáncero-fobia.
Sífilo-fobia.
SIDA-fobia.
Fobia a las enfermedades, en general *(noso-fobia)*.
Cardio-fobia.

A amenazas externas

Fobia al calor, frío, lluvia, tormenta.
Fobia a la luz fuerte *(foto-fobia)*.
Fobia al polen de las plantas.
Fobia a los ladrones *(harpaxo-fobia)*.
Fobia a las novedades *(cainoto-fobia)*.
Fobia a ser violada.
Fobia a conducir el coche.
Fobia a ser envenenado *(foxo-fobia)*.
Fobia al agua *(hidro-fobia)*.
Fobia a hablar en público *(gloso-fobia)*.
Fobia a la suciedad *(miso-fobia)*.
Fobia a los cadáveres *(necro-fobia)*.

A amenazas internas

Fobia a volverse loco.
Fobia a la alegría desbordante *(quero-fobia)*.
Fobia a pensar ideas raras.
Fobias obsesivas.

Cuadro núm. 26 *(Continuación)*

Animales

Fobia a los animales, en general *(zoo-fobia)*.
Fobia a los gatos *(galeo-fobia)*.
Fobia a los perros *(cino-fobia)*.
Fobia a los ratones *(muso-fobia)*.

Personas

Fobia a los médicos *(galeno-fobia)*.
Fobia a los ginecólogos *(gine-fobia)*.
Fobia a los dentistas *(odonto-fobia)*.
Fobia a los extranjeros *(xeno-fobia)*.
Fobia a los inspectores de Hacienda.
Fobia a la suegra.

Cuadro núm. 27

CLASIFICACION DE LAS FOBIAS SEGUN SU FRECUENCIA

En la mujer

Fobia a los ratones.
Fobia a las cucarachas.
Fobia a las lagartijas.
Fobia a las serpientes.
Fobia a hablar en público.
Fobia a ser violada.
Fobia al acto sexual (por temor a quedar embarazada).

En el hombre

Fobia al bajo rendimiento sexual (a la impotencia sexual).
Fobia a hablar en público.
Fobias traumáticas, en general.

En los niños

Fobia a la soledad.
Fobia a la oscuridad.
Fobia a estar en una habitación cerrada.
Fobia a la ausencia de la madre en casa.
Fobias escolares (a ir al colegio, a los exámenes, a hablar en público).

- Son temores de distinta intensidad, más que fobias en sentido estricto.

Fuente: Archivo privado del Dr. Rojas.

tan amplio como éste. *Clasificación clínica,* en primer lugar, después *según los objetos o situaciones que la producen* y, por último, *según la frecuencia;* en este último aspecto veremos las que se manifiestan más a menudo. Nos encontramos así con los cuadros números 25, 26 y 27, respectivamente.

Cuadro núm. 28

DIFERENCIAS ENTRE MIEDO Y FOBIA	
Miedo	*Fobia*
Temor proporcionado y comprensible.	Temor desproporcionado e irracional.
Uno se defiende con hechos y argumentos lógicos.	La defensa habitual es la huida, el no enfrentarse con el objeto o la situación fóbica (mecanismo de evitación y aplazamiento).
El sujeto puede controlarlo de alguna manera.	El sujeto no puede controlarla, es superior a él, le rebasa.
Se puede superar con esfuerzos personales, presididos por la voluntad.	Para superarla es necesario un tratamiento psicológico *(terapia de conducta)*.
Muchos *miedos* son *fisiológicos,* normales, frecuentes en la vida y que se van venciendo con el tiempo.	Las *fobias* son siempre *patológicas;* algunas pueden vencerse al no tener el sujeto más remedio que enfrentarse a ellas, pero para superar la gran mayoría es necesaria una estrategia terapéutica.

Pero, como decíamos antes, es imposible hacer una lista, puesto que cualquier objeto, situación o persona pueden convertirse en fobígenos, dadas unas circunstancias determinadas.

En un trabajo relativamente reciente, Alonso-Fernández [24] ha hablado de *las nuevas fobias* que proliferan en la sociedad contemporánea y que, de alguna manera, antes eran auténticas piezas de museo o no existían. Así sucede con la fobia a ejercer la autoridad en una época en la que es cada vez más difícil (autoridad, no autoritarismo, claro está). También la fobia a dar clase por parte del profesor, en los casos en que existan ambientes muy críticos para el profesorado o ante situaciones de tensión que no termina de superar. Hace apenas sesenta años no existían las fobias a viajar en avión, hoy tan frecuentes.

Nuestra enferma Rocío: un caso clínico difícil

Se trata de una mujer de treinta y seis años, casada y sin hijos (no puede tenerlos, según le dijeron, tras un estudio ginecológico que le realizaron hace algunos años). Es de origen andaluz, pero vive en Madrid. Su marido trabaja en un banco y ella es auxiliar administrativo.

Su padre murió de cáncer de pulmón. Su madre vive y ha tenido a lo largo de su vida varias fases depresivas. Son cuatro hermanos. Otra hermana ha tenido también una fase depresiva reactiva.

Con anterioridad ha sido vista por varios psiquiatras. Su marido (y ella misma) dice que es una «persona más bien poco expresiva y comunicativa, insegura, nerviosa, muy sensible, tímida, que se preocupa por todo en exceso y con mucho miedo al qué dirán».

---

24 Véase su libro *Formas actuales de neurosis* (Ed. Pirámide, Madrid, 1981), en donde se exponen las principales características de estas enfermedades, así como los tipos más importantes.

Utiliza los términos de *semifobias* para aquellos miedos y repulsiones atenuados y los de *pseudofobias* para aquellos miedos, infantiles o juveniles, de buen pronóstico y escasa entidad clínica.

Hace tres años que empezó su cuadro clínico. ¿Qué le pasa? «Que no puedo salir a la calle, me es imposible, no me sostengo, me da una cosa muy rara y me pongo a morir. La gente me agobia, los coches, todo; me dan ahogos, taquicardias, temblores, es algo terrible. Todo empezó aproximadamente un mes antes de casarme: notaba que no tenía estabilidad en la calle; por este motivo me vieron de los oídos, me hicieron muchas exploraciones y no me encontraron nada. Pero yo me seguía ahogando cuando salía a la calle y cuando pensaba que tenía que salir me ponía fatal, aunque lo hacía. Pero poco a poco esto fue a más y me fui encerrando en casa y haciendo una vida sin salidas; sólo de casa al trabajo y vuelta, siempre me llevaba mi marido en coche, iba de puerta a puerta.

»Pero me pasan más cosas. Tampoco puedo estar en sitios cerrados (en el ascensor, en el cuarto de baño de mi casa con la puerta cerrada, o en el cuarto de estar con la puerta cerrada o en mi dormitorio); no puedo dejar la puerta cerrada, tengo que tenerla abierta para encontrarme bien.

»Después han ido pasando dos cosas añadidas a las anteriores: no puedo estar en un sitio donde estén más de tres o cuatro personas, me pongo fatal, me entra una angustia terrible; me falta la respiración, el corazón me late muy deprisa, me siento nerviosísima y me tengo que ir antes de que todo vaya a peor. Y en los últimos meses me asalta otro miedo más: yo voy diariamente a trabajar sin pisar prácticamente la calle, en coche, con mi marido y de puerta a puerta; pues bien, ahora me pongo fatal cuando hay un atasco de tráfico: miedo intenso a verme rodeada de coches en un colapso circulatorio.

»Cuando vuelvo del trabajo estoy en casa y no hago absolutamente nada: fumo, veo la televisión, leo alguna revista y poco más, ya que no me gusta leer libros o, mejor dicho, no tengo hábito de hacerlo. No puedo ir al cine; las últimas veces que fui, hace ya bastante tiempo, me tenía que sentar en la última fila y en el extremo, dando al pasillo, para que, si me sentía mal, pudiera coger el camino de la calle rápidamente.

»La vida de mi marido y la mía se han cerrado demasiado. No salimos con nadie por mi enfermedad y nos hemos aislado incluso de la familia. Yo tengo una perra en casa que me llena mucho y me hace compañía.»

Psicopatología

Nos encontramos ante una enferma grave, sobre todo, teniendo en cuenta que su trastorno le impide llevar una vida sana, normal. Se trata de una *multifobia* en la que hay que distinguir los siguientes apartados:

1. Lo más grave es su *agorafobia*. Es lo que más la incapacita. El no poder salir a la calle la convierte, prácticamente, en una persona inválida, que tiene que ser traída y llevada en coche por su marido, sometiéndose así a una hiperdependencia relacional.
2. La *antropofobia* es el segundo aspecto importante. Ese temor irresistible a estar con más de tres o cuatro personas condiciona de forma extrema el tipo de vida que ha de llevar. Desde el punto de vista descriptivo se ve que es algo secundario respecto a lo anterior.
3. La *claustrofobia* es otra expresión clínica que padece esta enferma, aunque se presenta tanto en forma «pura» como «atípica»: va de la fobia al ascensor a la de verse en algunas habitaciones cerradas de su casa, pero en éstas, si está con la puerta entreabierta, puede tolerar la situación.
4. Por último, está la *fobia a verse atrapada en un caos de tráfico,* que ensombrece el cuadro clínico y reduce su capacidad de movimiento.
5. Se encuentra con un *estado de ánimo deprimido,* aunque en sentido estricto no tiene un trastorno depresivo mayor. Ella misma explica que su humor está

relacionado estrechamente con verse así. No hay ideas de suicidio, pero sí altibajos de ánimo en el curso de un mismo día o grandes oscilaciones de un día para otro. El insomnio se manifiesta en la dificultad para conciliar el sueño, aunque después ya puede dormir (tarda más de una hora en hacerlo). Su personalidad se ha ido volviendo progresivamente más insegura e introvertida.

6. Su *relación conyugal se halla empobrecida* en todos los aspectos: poca comunicación relativa a la vida diaria y a otros acontecimientos más generales. Casi no hay relación sexual; es esporádica y con frigidez. No obstante, el marido se muestra muy colaborador y con buena disposición para hacer con ella lo que sea necesario o lo que le indiquen los médicos.

7. El *área laboral* es la menos afectada, ya que ella cumple con su trabajo profesional. Es una persona ordenada y trabajadora. Están contentos con su rendimiento profesional, según nos informa el marido.

Instrumentos de evaluación

— *Anamnesis biográfica:* con el fin de conocer su trayectoria física, psicológica, social y cultural.

— *Entrevista conductal:* es una herramienta clave para la evaluación de la conducta. Su importancia plástica nos pone sobre la pista de los principales trastornos que aparecen. En Rocío han destacado especialmente tanto los indicadores *verbales* (hemos tomado siempre las transcripciones de su discurso de modo textual) como los *no verbales* (aquí los datos han sido más bien escasos); *el intercambio de información confidencial* nos ha dado la posibilidad de adentrarnos en su psicología, registrando tanto el *perfil de su personalidad* como la frondosidad de su psicopatología; de otra parte, ha sido muy útil para ir modificando las respuestas entre la enferma y el equipo médico que la trató mediante mutuos requerimientos (retroalimentación).

Ha sido, en el fondo, una *entrevista conductal orientada,* con unos principios y unas reglas que han seguido los criterios de Haynes (1985).

— *Hojas de registro de avances terapéuticos:* en la segunda parte del tratamiento, una vez que se puso a la enferma en contacto con el principal temor fóbico, se le hizo un *programa de conducta* que tenía que rellenar cada día, por la noche, y darse una puntuación de cero a diez. En él se inscribían las principales conductas a corregir al margen de las fobias.

— *Libreta número 1:* en ella debía anotar, de forma breve y clara, su comportamiento multifóbico y sus diferentes conexiones. Cuando hizo la «primera exposición directa a la calle» con el equipo médico, se le diseñó un esquema para ir venciendo las restantes fobias, con un «sistema de premios» (recompensa) que dio muy buen resultado.

— *Libreta número 2:* el marido debía anotar diariamente algunas observaciones sobre los avances, retrocesos y detenciones, en relación con las principales conductas patológicas registradas.

— *Rastreo psicológico:* escrito por la propia enferma; se puede sintetizar en los siguientes apartados: 1) autorretrato psicológico; 2) principales aficiones y *hobbies;* 3) traumas biográficos que para ella han sido especialmente importantes; 4) aquello que quitaría y añadiría a su perfil de personalidad: expresado esto en términos empíricos, concretos, utilizando un lenguaje preciso y sin rodeos (previamente se le explica cómo debe hacerlo para evitar vaguedades y expresiones difusas);

5) lo que hace en un día normal, estándar, así como sus actividades durante el fin de semana. Esta información se pide en la tercera entrevista, una vez que se ha producido el *approach* a la realidad conflictiva. También aquí requerimos la colaboración del marido para enriquecer y equilibrar la información solicitada.

— *Indagación funcional del problema clínico:* es decir, esquema de exploración con vistas a una planificación del tratamiento. Debemos distinguir aquí dos momentos: 1) definición de la conducta problemática; 2) exploración de los determinantes de dicha conducta. En el primer caso: naturaleza, gravedad, intensidad, frecuencia, duración y generalización. En el segundo caso: ante qué hechos se intensifica esa conducta-problema, cuándo se alivia o se reduce, influencias ambientales y subjetivas, cambios sugeridos, etc.

Relación de áreas del problema

A. *Area fóbica:* con las cuatro formas apuntadas: *agorafobia* (la más grave e incapacitante), *claustrofobia, antropofobia* y *traficofobia.* Esta descripción topográfica sugiere ya el tipo de tratamiento conductista.

B. *Trastorno depresivo menor con ansiedad:* se aplicaron tres psicofármacos distintos. Antidepresivos en dosis bajas (viloxacina, dos tomas de 25 mg.), un ansiolítico fuerte (loracepan, 5 mg., tres veces al día) y un medicamento para dormir (flunitracepan, 1 mg., unos veinte minutos antes de acostarse).

C. *Personalidad:* en la segunda parte del tratamiento se inició una terapia empírica, de acuerdo con las directrices de los llamados *behavior program,* motivando a la enferma para que siguiera las observaciones en él sugeridas.

D. *Relación conyugal:* este área fue la que abordamos más tardíamente, dada la gravedad de la psicopatología anteriormente expuesta. No obstante [25], mantuvimos entrevistas periódicas con el marido, explicándole el cuadro clínico, el enfoque terapéutico y la posible evolución que nosotros preveíamos.

E. *Plan laboral:* siguió el mismo curso que tenía cuando la enferma vino por primera vez a consulta. Lo utilizamos como una forma de laborterapia, teniendo en cuenta que era la vertiente menos dañada.

F. *Respuestas fisiológicas:* sudores, taquicardia, disnea respiratoria, sensación de falta de aire, vértigo, temblores.

G. *Respuestas intelectivas:* sensación de peligro inminente mal definido, en muchas ocasiones etéreo y difuso, aunque en otras afloraba con más claridad y consistencia. Experiencia de anticipación de lo peor (desmayo, muerte). Ideas alarmantes de verse desbordada por sus propias reacciones fisiológicas. Temores flotantes. Preocupación por la opinión de los demás y miedo anticipado a hacer el ridículo.

H. *Respuestas motoras:* reacciones de escape ante cualquier situación más o menos ansiógena. Muchas *respuestas de evitación,* recurriendo continuamente al marido para enfrentarse a cualquier situación de temor.

I. *Respuestas conjuntas de tipo fisiológico-cognitivo-motor:* marcada disminución de los movimientos y

[25] Detallando más este apartado, hay que decir que no comparten ningún tipo de diversión fuera del hogar. Por otra parte, de ella no hay casi muestras de afecto y de detalles afectuosos. Más de un año sin ningún tipo de actividad sexual. Ella tiene una ausencia total de libido, además de frigidez. Aunque el marido se muestra comprensivo, nos pide un pronóstico sobre la evolución de su mujer.

del tono vital. Atender y realizar el menor número de tareas posible. Animo expectante. Tristeza más psicógena que depresiva propiamente dicha. Preocupación por sus síntomas. Anticipación de que pueden ir a más y expandirse. Evitación progresiva de cualquier tipo de esfuerzos. Pérdida de aficiones, intereses, motivaciones, gustos. Acentuada anhedonia.

Terapia de conducta: exposición directa

Los antiguos tratamientos psicológicos sobre la fobia exploraban con minuciosidad la biografía del enfermo, buscando ocultos significados que hicieran comprensible el porqué de la misma. Hoy, el enfoque es mucho más práctico. Hay que estudiar los detalles y pormenores de la fobia, así como los diferentes temores y sus intensidades que se arremolinan en torno a ese trastorno. El objetivo no es otro que *planificar el abordaje terapéutico* y ayudarle al paciente a que se aproxime a ese miedo terrible de forma gradual, de tal manera que vaya *aprendiendo a tolerar la ansiedad de la cercanía de aquello que le produce la fobia.* Este es el principio de la exposición o la síntesis de dicha terapia [26].

---

[26] Nosotros hemos preferido entrar directamente en este tipo de tratamiento. No obstante, en muchas ocasiones el tratamiento de algunas fobias muy concretas puede consistir en *métodos de reducción del miedo* sencillos y relativamente fáciles de llevar a cabo o, incluso, la *terapia de imaginación guiada,* que consiste en hacerle imaginar al paciente que está en la situación fóbica (está hablando en público, si tiene fobia a dar una charla a mucha gente; está subido en un decimoquinto piso, si tiene fobia a las alturas; está dentro de un pequeño ascensor, si tiene claustrofobia, etc.), de modo que se inunde y bañe de esa situación. El enfermo imagina escenas que van siendo sugeridas por el psicoterapeuta, incluso

La primera sesión duró aproximadamente una hora. La enferma fue recibida por el equipo de tratamiento (dos psiquiatras y el psicólogo) y se le explicó que hoy se iniciaría la bajada a la calle con el equipo para que ella fuera superando ese miedo intensísimo a andar sola. Se le administraron 5 mg. de loracepan, que es uno de los ansiolíticos más incisivos que existen, cinco veces más fuerte que los sedantes habituales. La entrevista continuó explicándole que hoy era un día importante para ella, pues de algún modo se iniciaba su curación. La enferma insistió una y otra vez en que estaba asustada y que prefería aplazarlo para otro día. Mientras bajaba a la calle, estas manifestaciones se fueron haciendo más intensas: «Doctor, yo me encuentro fatal, creo que me voy a desmayar, estoy hecha un flan, temblando. No puedo, no traten ustedes de llevarme a una situación tan terrible.» Llegamos al cruce de la calle y en ese momento se le tomó el pulso. Esta exploración se le hizo al empezar a cruzar la calle y a su llegada; como la atravesó tres veces, fueron seis las veces que se registró el pulso.

La segunda sesión fue mucho mejor, como vemos en el cuadro número 29: el ritmo cardíaco subió a 125

---

es bueno que el enfermo exprese verbalmente sus temores o lo que va sintiendo, estableciéndose así un diálogo entre ambos. Es una psicoterapia provocadora de ansiedad, en el curso de la cual el médico va enseñando a la otra persona a respirar mejor, a tolerar mentalmente esta aproximación fantástica, a desdramatizarla, a irla reduciendo de intensidad a nivel intelectual.

De aquí podemos pasar a la *terapia de aproximación gradual:* vamos así desde la «desensibilización en imagen» a la «desensibilización *in vivo*», hasta llegar al «entrenamiento de conducta». Es un acercamiento sucesivo entretejido de luchas, en las que el paciente avanza gracias a la presencia y a la acción del psiquiatra y de su equipo.

Lo que hacemos aquí es ir erradicando la base psicológica sobre la que se asienta la fobia: *el haber practicado permanentemente conductas de evitación.* Ahora desandamos ese camino. Vamos en sentido inverso. Por eso el comienzo es siempre costoso.

Cuadro núm. 29

RITMO CARDIACO/MINUTO DURANTE DOS SESIONES DE EXPOSICION EN VIVO EN UNA FOBIA A SALIR A LA CALLE *(AGORAFOBIA)*

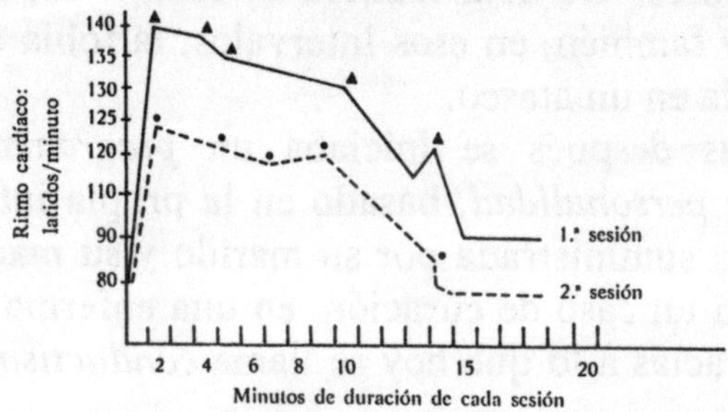

latidos por minuto para ir descendiendo, en breve, hasta llegar a situarse en 80 a los quince minutos aproximadamente. Hay que señalar que se empezó el tratamiento por la fobia más incapacitante, la *agorafobia*. Y, a continuación, entramos en la fobia a ir a un sitio donde hubiera mucha gente, *antropofobia*. Se le hizo ir primero a las proximidades de unos grandes almacenes; más tarde, que llegara hasta la puerta y entrara y saliera rápidamente; después, que entrara y que como premio (estímulo positivo) se comprara algún pequeño obsequio. El resultado fue progresivamente mejor, y al cabo de unas semanas pudo asistir a la boda de un familiar. Estos progresos fueron anotados en una de las libretas de tratamiento. Así, al venir a la consulta, podíamos seguir más de cerca su evolución día a día.

Una vez superadas la *agorafobia* y la *antropofobia,* se hizo lo propio con la fobia a los espacios cerrados *(claustrofobia)*. La paciente, después de la primera sesión, hizo lo que se le había sugerido: cada día un pequeño esfuerzo. «Hoy estoy unos minutos en el cuarto de estar con la puerta cerrada; después, hago lo mismo en el cuarto de baño y compruebo que no pasa nada. Más tarde, tomo el ascensor, pero sólo del primer piso al segundo; allí me bajo y subo el resto andando. Y así sucesivamente.» De esta manera se fueron superando las fobias y también, en esos intervalos, la fobia a quedar atrapada en un atasco.

Semanas después se iniciaba un *programa para afianzar su personalidad,* basado en la propia información y en la suministrada por su marido y su madre.

He aquí un caso de curación, en una enferma grave y difícil, gracias a lo que hoy se llama *conductismo.*

¿Qué son las obsesiones?

No vamos a referirnos aquí a lo que se entiende por *obsesión* en el lenguaje corriente, ya que esto, por regla general, es algo normal y corresponde a aquellas preocupaciones más importantes que en un momento determinado de la vida están en primer plano. Decimos: «Estoy obsesionado con el examen que tengo dentro de unos días, pues no sé qué tal lo haré.» Esto significa que el foco de interés en ese momento está centrado ahí, pero es completamente lógico, puesto que en esa prueba la persona se juega mucho. Podríamos poner muchos ejemplos en ese sentido.

Nosotros nos vamos a referir a las *obsesiones patológicas,* que son las que atrapan, hacen sufrir extraordinariamente y carecen de lógica. Entramos así en su definición: *son ideas absurdas, falsas, ilógicas, que pueden aparecer también como pensamientos, imágenes o impulsos persistentes que el sujeto reconoce como carentes de sentido y lucha una y otra vez contra ellas, pero no puede dominarlas.* El individuo trata de rechazarlas, pero éstas superan sus fuerzas y le invaden poco a poco. De ahí que también se le haya dado el nombre de *pensamiento prisión* o *pensamiento tiránico,* por su carácter de reclusión; el individuo se ve forzado y cautivo, encerrado en esas mallas de ideas e imágenes que llegan a instalarse fanáticamente, de modo despótico, dictatorial, absolutista, esclavizándole y gobernando su cabeza [27].

Surge así otro concepto muy relacionado con el de *obsesión:* la *compulsión,* que consiste en *conductas repetitivas, insistentes, que se suceden con terquedad y que no tienen ningún fin u objetivo en sí mismo, sino que se realizan para producir o evitar algo futuro.* Aquí también el sujeto reconoce su falta de sentido lógico, pero tiene que hacerlo, se ve forzado a ello.

Comprenderemos mejor en qué consiste esto ejemplificándolo con dos casos clínicos. Primero, nuestro paciente José:

> José tiene veintitrés años y es de La Mancha, aunque hace años que vive en Madrid. Viene a consulta por primera vez con sus padres y una hermana: «Mi problema son las fobias y obsesiones (utiliza él mismo este lenguaje). Todo me viene por un incendio provocado en mi casa, a raíz del cual me ha entrado un miedo enorme a contaminarme. Tengo que estar todo el día lavándome las manos,

---

27 El término procede del latín *obsidere:* cercar, asediar, rodear, encerrar. El latín jurídico utilizó el de *compellere:* verse forzado a declarar en un juicio. El griego nos trae su etimología en la expresión *ananké:* fatalidad.

En alemán existen dos palabras: *Zwang:* obligación, coacción, y *Zwangsvorstellung:* imágenes o representaciones forzadas, obligadas.

Todas las etimologías se deslizan hacia un concepto similar: *fenómenos mentales involuntarios que dominan sin motivo y ocasionan un sufrimiento enorme;* éste dependerá de la intensidad y frecuencia de sus contenidos.

¡unas cincuenta veces al día! Fue mi abuelo el que quemó la casa, mi dormitorio en concreto, y estuvimos a punto de morir los cinco (su abuelo padece una demencia senil). Ahora no quiero ver a nadie; además, tengo pánico a todo: al metro, al autobús, no quiero darle la mano a nadie, ni que mi cuerpo roce las puertas ni las paredes del pasillo de casa, creo que me puede pasar algo.»

Su abuelo se fue de casa en vista de todo lo sucedido. No obstante, se inició una nueva obsesión en él: «Estoy todo el día pensando en que mi abuelo va a volver a casa, es una idea que se ha apoderado de mí.»

Le pedimos que nos hiciera un resumen de sus obsesiones, cuáles eran y con qué frecuencia se manifestaban, con el fin de saber exactamente cómo se desarrollan éstas en el curso del día y de la semana y poder tratarlas.

Cuadro resumen de dicho enfermo

Ideas e imaginaciones obsesivas

«Estoy pensando continuamente que se va a producir un incendio en casa; sé que es una tontería, pero no puedo quitármelo de encima.» / «Creo que mi abuelo va a volver a casa: esto es algo menos frecuente e intenso.» / «Además, pienso que he tocado alguna cosa de la casa y que me he contaminado: esto es casi constante y me atormenta mucho, hasta el punto de que tengo que tener cuidado con todo lo que cojo.»

Compulsiones obsesivas (o ritos)

«Me lavo las manos unas cincuenta veces al día: cuando me las estoy lavando me tranquilizo, parece como si se aplacara eso que bulle dentro de mí; termino y me las seco, pero en seguida pienso: "La toalla no está totalmente limpia, y quién me dice a mí que no está algo sucia", y entonces vuelvo a lavármelas, pero el jabón tampoco me deja tranquilo, pues tal vez esté algo sucio, aunque yo mismo he abierto la pastilla de jabón..., pero... y así voy y vengo muchas veces, me pongo a llorar viendo que no puedo terminar, esto es lo peor de todo.»

«Hago un movimiento lateral de los brazos más o menos unas diez veces al día: eso me tranquiliza.» / «A días, ando por el pasillo de mi casa como de lado, para no rozar ni con las paredes ni con las puertas.» / «Tengo que utilizar la bañera en vez del lavabo o la ducha, se me ha metido en la cabeza que es mejor. Sé que esto no tiene base, pero es así.» / «Tengo una silla para mí solo, en la que no puede sentarse nadie; a veces cambio a un sofá y ya no quiero que lo utilicen en casa, quiero que sea para mí.»

Fobias

«Tengo pánico a contagiarme con las cosas de la casa y de la calle.» / «A usted, doctor, no puedo darle la mano; temo que me pueda transmitir algo.» / «No puedo salir a la calle solo, esto es terrible.»

Otras incapacidades

«No puedo ser más cariñoso con mi familia.» / «No puedo leer, con lo que a mí me ha gustado siempre: no me concentro, estoy con los cinco sentidos en lo mío.» / «No puedo ir a una biblioteca, ni al cine.»

Tipo de vida

— «Prácticamente vivo como un vegetal. Estoy preparando oposiciones y creo que tengo posibilidades de aprobar, pero así no puedo seguir» (tiene un cociente intelectual medio-alto).

— «En dos meses he salido dos veces a la calle.»
— «La lectura era mi principal afición.»
— «Me cuesta muchísimo dormir por la noche. Hay veces que me duermo de madrugada y me despierto a mediodía.»
— «No quiero ver a nadie.»
— «No quiero que nadie me toque. He dejado de lado a mis amigos.»
— «Estoy bajo de tono y, a días, agresivo en mi casa, porque no me comprenden y me dicen continuamente que no haga esas cosas. No puedo impedirlo.»

Autorretrato psicológico

«Soy realista, aunque ahora estoy dominado por estos trastornos y he cambiado mucho; más bien pesimista. Antes tenía muchas inquietudes intelectuales: ir al cine, leer, estar con mis amigos, cambiar opiniones; soy muy sensible y todo me afecta; muy responsable, quizá demasiado.»

Nos encontramos ante un caso grave, complejo y de un pronóstico incierto, ya que no sabemos, de entrada, cómo responderá al tratamiento que le vamos a aplicar. Hay una última cuestión que le pedimos: que nos clasifique las *obsesiones diarias* de más a menos intensas y, además, que nos ordene las *obsesiones que se producen en días más o menos alternos*. El resultado es el siguiente:

Clasificación de las obsesiones diarias (de más a menos)

1. «No tener ningún tipo de contacto físico con los miembros de mi familia.»

2. «No tener contacto físico con las cosas de la casa: muebles, paredes, puertas, objetos, etc.»
3. «Tengo que lavarme las manos constantemente después de haber tocado algo, aunque sólo haya sido un momento.»
4. «Tengo que lavarme los brazos unas cinco o diez veces al día.»
5. «No puedo comer pan de tahona.»
6. «No soy capaz de tocar ninguna puerta de la casa; las empujo con la rodilla o los brazos.»
7. «No puedo responder a las llamadas telefónicas: no quiero hablar con nadie y me da miedo que me puedan contagiar con el auricular del teléfono.»
8. «No quiero ver a nadie: ni familiares, ni amigos.»
9. «No puedo leer ni un periódico ni un libro, porque el contacto con las páginas me parece que me va a contagiar.»
10. «Lo de la silla, que antes comenté: tengo que tener una sola para mí en casa... y lo del sillón.»
11. «No puedo tocar el dinero, incluso ahora que estoy peor, ni verlo.»
12. «No soy capaz de conectar la radio ni la televisión.»
13. «No puedo encender las llaves de la luz.»
14. «Si compro material de papelería, un bolígrafo por ejemplo, al llegar a casa lo primero que hago es desinfectarlo.»
15. «Al volver de la calle, inmediatamente me ducho.»

«Habría algunas más, pero creo que ahí están las más importantes, por orden.»

Obsesiones alternantes (por orden de importancia para él)

1. «Que el abuelo vuelva a casa.»
2. «Que se produzca un incendio en casa.»
3. «No soy capaz de salir a la calle.»

4. «En el verano último, no podía ver las ventanas abiertas, por temor a que entraran moscas.»
5. «No soy capaz de utilizar vehículos públicos: autobús o metro.»
6. «Creo que no voy a encontrar nunca trabajo.»
7. «Pienso que no me voy a curar de esto que me ocurre.»
8. «Ahora me dan mucho miedo las pastillas que ustedes me han mandado: creo que me pueden matar.»
9. «Algunas veces he pensado que puedo coger el SIDA...»
10. «No puedo ver un gato negro ni en pintura.»
11. «No me gusta el color negro. Mi abuelo siempre iba vestido de negro. Ni los números seis, siete y ocho; no sé por qué, pero no los soporto.»
12. «A días, me obsesiona no poder colaborar en las tareas normales de la casa.»
13. «También me preocupa mucho y he llegado a cuestionarme seriamente la existencia de Dios, el modelo de vida que El ha pensado para nosotros.»

A este enfermo se le hicieron varios tests de personalidad, inteligencia y afectividad; también pruebas clínicas complementarias: electroencefalograma (que fue normal) y análisis de sangre y orina (que no dieron ningún tipo de anomalía). Después comentaré el tratamiento.

Esta historia clínica nos va a servir como elemento sustancial para analizar las *principales características de las obsesiones:*

1. Las obsesiones son *fenómenos que el sujeto reconoce,* es decir, que los vive con claridad. Por eso su relato es claro, concreto, precisando los pormenores de su trastorno.

2. Son *involuntarios:* tanto las ideas como los pensamientos, las imágenes, los impulsos o las conduc-

tas repetitivas *(compulsiones)*. No dependen de la voluntad.

3. El centro de la afectación descansa en el *pensamiento*. De ahí ese «no poder terminar las cosas» (el rito de lavarse las manos tantas veces, por ejemplo); «Mi cabeza no para ni un momento, siempre está funcionando». Queda también seriamente comprometida la esfera de la *afectividad*, ya que todo obsesivo termina por tener una depresión. A veces, ésta se observa desde el comienzo mismo.

4. *La personalidad considera las obsesiones como extrañas a sí misma*. Brotan del sujeto, pero en ningún momento llega a identificarse con ellas; por el contrario, lucha contra ellas, las combate, trata de frenarlas por la falta de razón y de lógica que tienen.

5. Existen tradicionalmente *dos modalidades* de obsesiones: *a)* la llamada *neurosis obsesiva*, que tiene relativamente buen pronóstico y un buen número de ellas se curan o se mejoran ostensiblemente con un tratamiento correcto; *b)* otras más graves que tienden a hacerse crónicas: son las que constituyen el *síndrome obsesivo*. Tienden a expandirse. Hay una sucesión lenta y amarga al verse el individuo inundado de rarezas, ideas persistentes, frases, palabras, recuerdos, etc. Esta segunda forma puede llegar a ser tan grave e incapacitante que sea necesario llegar a la cirugía cerebral para combatirla.

6. Con gran frecuencia se asocian los dos fenómenos referidos al principio de este apartado, constituyendo lo que hoy se denomina *trastorno obsesivo-compulsivo*, el cual está formado por dos ingredientes: *a)* de una parte las obsesiones, que circulan a nivel mental en forma de pensamientos, imágenes, recuerdos y frases que van ganando terreno en la cabeza de ese su-

jeto; *b)* de otra, las *compulsiones,* que aparecen de vez en cuando como una especie de *hambre de acciones* o *río de impulsos*: levantarse por la noche y comprobar si la puerta de la casa está cerrada, si las luces están apagadas o la llave del gas cerrada, y esto una y otra vez, ya que se trata por lo general de *comprobar repetidamente,* sin lógica. Una vez que ha visto que la puerta está cerrada, el sujeto vuelve a la cama, pero le asalta la duda: «¿Estaba realmente cerrada la llave o es que a mí me ha dado la impresión?» Y vuelta a levantarse para revisar esto, y así sucesivamente.

Aparecen así los *ritos obsesivos,* es decir, *liturgias* o *ceremoniales* mediante los cuales el sujeto se defiende de sus pensamientos. Se trata de una *serie interminable de ordenaciones, movimientos o verificaciones* que hace como si se tratara de un reglamento minucioso que ha de llevar a cabo con toda exactitud. A veces se entremezcla lo ceremonioso con lo grotesco: al acostarse por la noche, ordenar todo de una determinada manera y no de otra; al levantarse por la mañana, hacer algo concreto o tocar esto o aquello; al andar por la calle, no pisar la juntura de las baldosas: camina mirando al suelo pendiente de esto, ya que si las pisa teme que pueda pasarle algo a él o a su familia; lavarse continuamente las manos por temor a contaminarse; tener que lavarse o ducharse siguiendo un orden estricto sin poder saltárselo o invertir su secuencia.

Todo es ilógico, sin base real, pero terrible, dramático, kafkiano. Sufrimiento tremendo en esa *agonía de reglas* que le impiden vivir con normalidad, como un hombre sano, haciéndose esclavo de esa lucha de acciones que nunca llegan a liberarle.

7. El médico francés Pierre Janet describió cómo en la gran mayoría de las obsesiones existe un *fondo*

psicasténico, que consiste en un descenso de la tensión psicológica que se va a manifestar por una imposibilidad para terminar las cosas, un no poder concluir las acciones o los pensamientos. Esto da lugar a una constante reiteración: hay que repetirlo todo, con insistencia, obstinación, tozudez; como en el mito del eterno retorno, es un ir y volver asiduo, frecuente, sucesivo, periódico, recurrente.

Las principales características de este *fondo* son las siguientes: gran inseguridad, tendencia constante a la duda, ánimo deprimido o melancólico, tendencia al cansancio (astenia) y a la falta de voluntad (abulia), timidez o retracción psicológica que hace difícil el contacto social, marcada introversión, mal funcionamiento de la sexualidad (impotencia, frigidez, etc.), etc.

Hemos visto las principales claves que definen lo que son las obsesiones y las compulsiones. No hay muchas enfermedades en las que el ser humano pueda sufrir tanto como en éstas. De ahí su gravedad. Como vimos en el caso de nuestro paciente Claudio, los síntomas llegan a incapacitar a uno para llevar una vida medianamente sana. En aquel caso *se diseñó un esquema de tratamiento tridimensional*: biológico (medicación: antidepresivos, neurolépticos y fármacos correctores de los efectos secundarios), psicológico (tratamiento conductista y varios programas de conducta) y socioterapia (ampliación de su círculo de relaciones, deporte y nuevos intereses, etc.).

En la gran mayoría de los casos hay *antecedentes personales y/o familiares*: el mismo sujeto de niño o adolescente tuvo escrúpulos de conciencia o pequeñas obsesiones que entonces pasaron inadvertidas y ahora ponen de manifiesto el valor clínico. En otras ocasiones,

Cuadro núm. 30

CLASIFICACION DE LAS OBSESIONES		
1. Según el *comienzo*	agudas subagudas crónicas primarias (no debidas a nada concreto) secundarias (hay una enfermedad anterior) infantiles juveniles del adulto de la tercera edad	
2. Según la *forma*	trastornos obsesivo-compulsivos trastornos obsesivo-fóbicos trastornos obsesivos puros obsesiones especulativas escrúpulos recuerdos obsesivos	
3. Según el *contenido*	pureza corporal orden y simetría religioso filosófico moral peligros interiores y exteriores actividades comprobatorias temporalidad (pasado, presente y/o futuro) ritmo del tiempo (lento, paralizado, rápido)	
4. Según el *tipo de enfermedad*	fenómenos obsesivos normales obsesiones juveniles (crisis de la pubertad) neurosis obsesiva enfermedad obsesiva (es la más grave)	
	obsesiones secundarias	a enfermedades neurológicas a enfermedades psiquiátricas a enfermedades generales
	personalidad obsesiva	
5. Según el *número de obsesiones*	simples complejas múltiples	

Cuadro núm. 30 *(Continuación)*

6. *Compulsiones* más frecuentes	lavarse las manos tener que contarlo todo tocar, no tocar algo o a alguien comprobar luces, llaves, puertas, etc. lavarse otras partes del cuerpo tener que mirar o no mirar algo
7. Según los *apartados de las manifestaciones obsesivas*	pensamiento obsesivo (ideas, imágenes, recuerdos, no poder dejar de mirar hacia..., etc.) compulsiones (actividades sin freno) ritos y ceremoniales fondo psicasténico

se trata de algún familiar que ha tenido cosas parecidas y que él ha heredado.

TIPOS DE OBSESIONES

Acabamos de ver las principales características de las obsesiones: su carácter ilógico, extraño, raro, el ser vividas de forma parásita, como algo que se instala en la cabeza y que siempre va a estar presidido por notas negativas, degradantes, que no aportan nada creativo al sujeto que las padece. *Todas las obsesiones están envueltas en una atmósfera de ansiedad, debido a la constante repetición de ciertas conductas.* De ahí se va a derivar una permanente lucha por frenarlas, por combatirlas, aunque sin éxito.

A la hora de clasificarlas podemos establecer los siguientes apartados, según vemos en el cuadro número 30 y páginas siguientes.

Hagamos un breve repaso a la clasificación expuesta.

1. Según *el comienzo* es habitual que ya en la adolescencia y primera juventud afloren algunos escrúpu-

los morales que, más tarde, con el paso de los años, se transforman en verdaderas obsesiones. Lo más frecuente suele ser que se inicien de modo subagudo o crónico, es decir, lentamente, poco a poco, de manera sucesiva. Son infrecuentes aquellas que sólo se observan en la tercera edad; en ese caso suelen deberse a trastornos vasculares cerebrales (arteriosclerosis, demencia senil, etcétera) o a enfermedades neurológicas graves.

2. Según la *forma* hay que señalar los siguientes: los *trastornos obsesivo-compulsivos,* que llevan implícita una sed de actividades que son simultáneamente queridas y rechazadas. La nota dominante estriba en el temor que produce la compulsión y la lucha absurda contra esa obsesión.

Los *trastornos obsesivo-fóbicos* asocian esas dos áreas: el temor irresistible, por un lado, y ese «dominar sin motivo» que se asienta en el escenario mental. Ejemplo de este tipo de trastornos es la *nosofobia,* que se define como un temor desproporcionado y atroz a padecer alguna enfermedad. Se trata de una obsesión que no desaparece de la cabeza del individuo. Los *trastornos obsesivos puros* no se producen ni como consecuencia de compulsiones ni de fobias. Son de tres clases:

a) Los escrúpulos, que son dudas y temores respecto de la ética y moral de los actos. Existen unos escrúpulos que son normales y que asoman en la adolescencia, pero una vez aclarado el tema, vuelve la tranquilidad al sujeto. En cambio, en los *escrúpulos patológicos*, tras una explicación clara de lo que les pasa, esas personas no se quedan tranquilas y vuelven una y otra vez a sus dudas, inquietudes y matices. *La duda es un tormento tan grande o mayor que la ansiedad misma.* Los temas religiosos pueden estar en primer plano y los escrúpulos en segundo, estableciéndose entre ellos una estrecha relación; no es el moralista el que debe intervenir primordialmente, sino el psiquiatra.

b) Los *recuerdos obsesivos*, que son representaciones de sucesos pasados que no se pueden olvidar.

c) *Las obsesiones especulativas* se muestran a través de preguntas imperiosas que piden una respuesta inmediata y que se siguen de otras interrogaciones, la mayoría de las veces insólitas y absurdas: «¿Y si los pájaros mamasen?» «¿Cuántas islas habrá en los cinco continentes...?»

3. Según el *contenido* podemos distinguir los siguientes tipos:

a) Las referidas a la *pureza corporal*: limpieza, temor obsesivo a contaminarse, temor a contraer una infección. Muchas de ellas pueden clasificarse como *temores fóbico-obsesivos*. Se asocian con rituales muy típicos y habituales (lavarse muchas veces al día las manos, ponerse guantes, evitar estrechar la mano de cualquier persona sin más ni más...). Son muy frecuentes.

b) Las que aluden al *orden y a la simetría*: se basan en una gran tendencia al perfeccionismo y a la minuciosidad en todo (tan propios de la personalidad obsesiva). El individuo dedica gran parte de su tiempo a procurarse este orden: su habitación debe estar arreglada de un modo concreto, la ropa puesta de esta manera, los libros de aquella otra, la vida programada hasta en sus más mínimos detalles, comprobando esto, aquello y lo de más allá. *Personalidad centrada en un orden enfermizo, con una gran tendencia a clasificar, colocar, situar, arreglar*... Aquí se pueden inscribir una gran cantidad de fenómenos[28]: desde contar matrículas de coches a comprobar los colores de éstos, pasando por la obsesión de recordar números de teléfono, cifras, datos, etc.

c) En personas con una moral estricta y con una personalidad obsesiva abundan las *obsesiones religiosas*. Es muy característica la imagen del sujeto que va a confesarse y vuelve una y otra vez para contar mejor lo que le ha dicho al sacerdote, matizando sus pormenores de forma detallada y minuciosa. Sobre él planean los sentimientos de culpa y/o condenación, con una escrupulosidad milimétrica. Los pensamientos contra Dios o los santos atormentan su cabeza.

Las obsesiones *filosóficas* se dan sobre todo en personas muy introvertidas, muy aficionadas a profundizar en los temas del hombre, entrando en interrogantes y divagaciones sin fin. *Cavilaciones filosóficas obsesivas interminables* que atormentan y que, a diferencia de las que se producen en el hombre sano, no aportan ninguna luz ni traen consigo ningún tipo de paz o serenidad.

d) Los temas *morales* se enlazan muchas veces con los religiosos. La obsesión de haber tenido malos pensamientos y el entrar en un autoanálisis sobre la diferencia entre «haber sentido» y «haber consentido» terminan por dejarle en un estado psicológico de postración: derrotado y perplejo, repleto de dudas.

e) En cuanto a los temas de *peligros interiores y exteriores*, el inventario puede ser interminable. Suelen

---

28 Un trastorno muy típico en este grupo es la *aritmomanía*, que consiste en llevar a cabo en la cabeza operaciones aritméticas indefinidas. El individuo suma, resta, multiplica, divide, ordena los números, los altera, fragmenta series numéricas una y otra vez, hasta terminar agotado.

Si no lo hace, le invade una ansiedad enorme y muchas veces el miedo a que pueda pasarle algo a él o a alguno de su familia. He ahí el drama y la enfermedad irracional juntos.

ser malos presagios infundados, pero persistentes, que deben ser conjurados de los modos más diversos y extravagantes: son fórmulas mágicas. Un paciente mío tenía que llevar en su bolsillo cuando salía de casa un bolígrafo, un pequeño bote con agua (para beberla en caso de necesidad) y una agenda vieja. Si no lo hacía, se encontraba mal en la calle, con una gran ansiedad, y creía que le podía pasar algo. Tenía que volver por ella y recogerla.

Aquí podemos incluir también las *fobias de imulsión,* que son temores a perder el control y herir, dañar o matar a los seres más queridos y a las personas que están más cerca de uno en la vida diaria. A esto llamamos también *obsesión-impulsión de actos criminales,* que va desde atentados morales, incendios *(piromanía),* a impulsiones homicidas o suicidas. Es como un torrente de acciones criminales deseadas y temidas al mismo tiempo. Algo extraño y complejo simultáneamente.

Las actividades comprobatorias más observadas son las puertas cerradas por la noche, la llave del gas, de la televisión, de las luces, si las cosas o personas están en su sitio y no en otro, etc. Estas acciones pueden llevarse a cabo unas diez, quince o veinte veces, dependiendo de la gravedad de la enfermedad. Todo es estéril, absurdo y sin sentido, pero no puede dejarse de lado, pues de lo contrario aflora una gran ansiedad que inunda al sujeto de intranquilidad y desasosiego.

En otras ocasiones el paciente se obsesiona con su pasado y puede hacerlo con algún hecho concreto, recordándolo una y otra vez, repasando mentalmente lo que sucedió, los personajes que estuvieron presentes, las palabras, etc. A veces se enlazan con sentimientos de culpa, reprochándose esto o aquello, siempre sin base, sin fundamento, sin una mínima lógica coherente. En otras es el presente o el futuro, solos o ligados a hechos, experiencias o cuestiones que están por venir.

Cuando hablamos del *ritmo del tiempo* nos referimos a la velocidad que éste lleva para el sujeto, el *curso subjetivo* que imponen los acontecimientos que se viven. También el *curso objetivo*: hay que medir el tiempo que se tarda en ir de aquí a allí, lo que dura este viaje, esta película o aquel programa de televisión.

4. Según *el tipo de enfermedad donde se producen,* debemos distinguir los siguientes apartados (expuestos en el cuadro núm. 30). De una parte están los *fenómenos obsesivos normales*: durante unos días se queda en la cabeza una canción, una frase. Esto puede darse en momentos de cansancio, de *surmenage,* de tensión emocional o, simplemente, se trata de algo que por el motivo que sea ha calado más y permanece en la mente durante cierto tiempo. Sin más importancia. Son normales, fisiológicas, no tienen ningún relieve clínico.

Las *obsesiones juveniles* pueden ser también normales, sin más valor, o bien los anticipos de lo que será en el futuro una *neurosis obsesiva* (que es menos grave y tiene mejor pronóstico) o una *enfermedad obsesiva* (más grave y que, en ocasiones, sólo tiene salida con la psicocirugía [29]). Ya hemos mencionado la diferencia clínica entre estas dos entidades patológicas.

---

[29] Aquí se trata de hacer una *cirugía cerebral,* previa *craniectomía* o apertura quirúrgica del cerebro por alguna vía concreta. Se ha podido comprobar desde antiguo que estos métodos de tratamiento tienen una cierta efectividad en casos obsesivos graves.

Ya algunos médicos antiguos y medievales recomendaron la *perforación craneal* en manías y melancolías. Pero fue el Premio Nobel portugués Egas Moniz el que, extirpando y seccionando los lóbulos frontales de ciertos chimpancés, observó cómo éstos se volvían tranquilos, como amansados. Después siguieron otros experimentos en esta línea: Jacobsen (1935), Freeman y Watts (1935), Jost (1950), hasta llegar a nuestros días, en donde la denominada *leucotomía* es la indicación final de muchos enfermos obsesivos graves e incurables.

Las obsesiones secundarias son aquellas que se deben a otras enfermedades, y por ello aparecen secundariamente. Las más frecuentes son las que se dan en algunas *enfermedades neurológicas* (como ocurre con las enfermedades de Gilles de la Tourette, en donde hay una invasión de tics que pueden asociarse con ciertas obsesiones, ciertas encefalitis y algunos tipos de epilepsia), *otras enfermedades psiquiátricas* (como los trastornos depresivos, las esquizofrenias o los trastornos de la personalidad, aunque aquí su frecuencia e intensidad tienen menos importancia y suelen ser un añadido de segundo orden dentro de ese cuadro clínico) y *algunas enfermedades generales* (desde gripes complicadas, en las que emergen obsesiones de escasa envergadura, que desaparecen espontáneamente en pocos días, hasta aquellas otras que se pueden registrar en infecciones, enfermedades degenerativas o vasculares, como la arteriosclerosis o la demencia senil).

Ya nos hemos referido antes a la *personalidad obsesiva.* Vamos a resumirla ahora en el siguiente perfil psicológico: personas ordenadas, meticulosas, introvertidas, con poca capacidad para la relación social, muy analíticas, lentas y parsimoniosas en la ejecución de todos sus actos, con preocupaciones permanentes por cosas y temas triviales y sin importancia; personas reiterativas a quienes les cuesta mucho terminar algo, ya que siempre piensan que está inacabado, incompleto, imperfecto; son perfeccionistas y se pierden en los matices, de ahí que sean sujetos poco prácticos; muy cumplidores, aunque son incapaces de distinguir en sus quehaceres diarios lo accesorio de lo fundamental (por

---

Las técnicas son muy dispares y sofisticadas. Tienen riesgos importantes y debe calibrarse muy detenidamente el llevar a un enfermo de este tipo a una cirugía tan seria y comprometida.

su enfermedad). Tienen una afectividad hipercontrolada y viven en estados de ánimo que oscilan de la ansiedad a la tristeza. Se añaden además las siguientes notas: son concienzudos, recelosos, terriblemente observadores, con una necesidad comprobatoria de muchos aspectos de su vida. La rigidez suele ser muy acusada. También la tendencia a observar su propio rendimiento intelectual y profesional. En el cuadro núm. 31 se sistematizan estos rasgos.

5. Según el *número de obsesiones,* nos encontramos con aquellas que son únicas *(simples).*

Cuadro núm. 31

PERSONALIDAD OBSESIVA (Características)
Muy ordenadas.
Introvertidas.
Meticulosas en grado extremo.
Tendencia a analizarlo todo con detalle.
Rigidez muy marcada.
Dificultad para establecer relaciones sociales.
Tendencia a rumiar (= darle muchas vueltas en la cabeza a cualquier cosa).
Preocupación excesiva por todo.
Dificultad para terminar las cosas.
Gran perfeccionismo.
Muy cumplidores en su trabajo (aunque por su enfermedad les cuesta distinguir lo accesorio de lo fundamental).
Poco prácticos para la vida.
Afectividad bloqueada.
Necesidad de comprobar muchas cosas.
Tendencia a observar el propio rendimiento profesional e intelectual.
Conducta por lo general inhibida.
Tendencia a hacer atribuciones generalizadoras.
Gran intolerancia a la más mínima incertidumbre.
Temor enorme al descontrol emocional.
Hipersensibilidad psicológica (todo les afecta en exceso).

Puede tratarse de una frase, una palabra, un número, la matrícula de un coche o algo similar. Hay otras más *complejas,* que son propias de las neurosis obsesivas. En los casos más graves (en la enfermedad obsesiva sobre todo) se producen las *múltiples.* Entonces es conveniente hacer un listado de todas ellas, con el fin de ordenarlas y ver si se puede hacer un tratamiento conductista. Se sistematizan por orden cronológico, si son diarias, alternantes o de tarde en tarde, matizando siempre la intensidad, la frecuencia y la duración.

6. Las compulsiones más frecuentes han sido expuestas en el cuadro núm. 30: *necesidad imperiosa e irresistible de hacer algo absurdo e ilógico, pero que pide paso y empuja a que el sujeto lo realice.* Si no lo hace, se apodera de él una ansiedad enorme con muchas manifestaciones físicas: taquicardia, gran sudoración, temblores, etc. Las más frecuentes en la clínica son: la ceremonia de lavarse las manos, tener que tocar ciertos objetos o, por el contrario, no poder tocarlos en absoluto (por temor al contagio, por ejemplo), tener que contar objetos, personas, cifras; comprobar luces, llaves, puertas, etc. Se produce una incapacidad para frenar tanto el impulso en sí mismo como el pensamiento del que se acompaña.

7. Por último, la clasificación menciona *las diversas manifestaciones obsesivas,* distribuidas en cuatro grupos:

1) Los *pensamientos obsesivos,* que son, además de ideas, imágenes, recuerdos, percepciones, representaciones, etc. La célula fundamental es la idea obsesiva, que es forzada y que se impone de forma absurda, ilógica y ridícula. Dicen estos sujetos: «Mi cabeza no para» / «Se me ocurren unas cosas rarísimas» / «Siem-

Cuadro núm. 32

DIFERENCIAS ENTRE FOBIAS Y OBSESIONES	
Fobias	*Obsesiones*
El trastorno se centra en la *conducta* preferentemente.	El trastorno se centra en el *pensamiento,* sobre todo.
Se viven como fenómenos propios.	Se experimentan como extraños a uno mismo.
Temor desproporcionado, de gran intensidad, a entrar en contacto con el objeto, situación o persona fóbicos.	Ideas, pensamientos, imágenes, recuerdos que circulan dentro y que están cargados de ansiedad.
El contenido es lógico y comprensible (tiene sentido).	El contenido es absurdo, irracional e incomprensible (no tiene sentido).
Hay una actividad mental moderada.	Hay un no parar permanente de pensamientos que van y vienen.
Conducta de huida y aplazamiento.	Conducta de lucha y entrega (alternando).
Se apoya en los demás, los necesita (el agorafóbico sale a la calle si va acompañado).	Se aleja de los demás, termina por aislarse.
Comportamiento social normal, salvo cuando se entra en relación con el objeto productor de la fobia.	Comportamiento social patológico (anormal): cada vez se relaciona menos y peor.
Personalidad: puede ser normal si la fobia no le incapacita para hacer una vida sana.	Personalidad llamada *anancástica:* introvertida, rígida, meticulosa, muy analítica, siempre dándole vueltas a todo, hipersensible, perfeccionista, con tendencia a la duda.
La afectividad suele estar sana.	Afectividad bloqueada.

pre temo a mi cabeza, a que me cuele algo dentro y luego me cueste un enorme trabajo echarlo fuera» / ...

2) Las *compulsiones,* que ya han sido tratadas en las páginas que preceden.

3) Los *ritos y ceremoniales obsesivos,* que son el modo en que el enfermo se defiende de esos pensamientos. *Son como conjuros mágicos que le liberan momentáneamente.*

4) Por último, está *el fondo psicasténico,* que es el que alienta todo este conjunto de trastornos.

Obsesión y suicidio

Todos los fenómenos que desde la *ansiedad* se encaminan hacia la *fobia,* y más tarde se deslizan a las *obsesiones,* pueden seguir después por una pendiente que desemboca en el *suicidio.* Pero, ¿de qué forma puede presentarse el suicidio desde la perspectiva del mundo obsesivo? Vamos a situar los siguientes pasos: *idea dominante de suicidio → idea fija de suicidio → fobia al suicidio → idea obsesiva de suicidio.*

La idea dominante de suicidio se ha ido instalando paulatinamente, la mayoría de las veces a través de una depresión con algunos ingredientes de ansiedad. En bastantes ocasiones hay previamente algunas idas y venidas de ideas que se mueven en torno a disquisiciones filosóficas sobre la muerte. Al comienzo es de carácter general (la muerte en sentido abstracto), pero más tarde se personaliza y zarandea al sujeto.

Después nos encontramos con *la idea fija de suicidio.* Es un paso hacia adelante en el camino hacia éste. Es más dura y su experiencia más trágica. El individuo ya no se limita sólo a darle vueltas en la cabeza a este tema, sino que ahora asoma la posibilidad de morir en sus propias manos. Esta se instala con fuerza. Muchos de estos enfermos nos dicen: «Vemos representada la muerte propia, dada por uno mismo.» Se podría definir esta idea como *una idea parásita.*

Más tarde, asoma la *fobia al suicidio,* que es un temor irresistible a perder el control y suicidarse. Suele tener unos antecedentes muy específicos: *la fobia impulsiva a agredir,* que se sitúa en torno a la *fobia al homicidio.* En resumen, *agresión hacia fuera* (homicidio) o *hacia dentro* (suicidio). Ese estado está lleno de ansiedad, inquietud, desasosiego.

Y, por último, emerge la *idea obsesiva de suicidio,* ya mucho más consistente y pétrea. Si en el estadio anterior el sujeto tenía la impresión de que aún podía librarse de su persistencia, ahora va a tener la impresión contraria. No puede desecharla. Se ha clavado ya en su mente, atormentándole. Tiene «la obligación o la coacción» patológica, enfermiza, de pensar y repensar en esa idea. Aquí se van a mezclar representaciones obsesivas, que son como una mezcla de sentimientos e impulsos. En la gran mayoría de los casos, ésta descansa o se vertebra sobre un *trastorno depresivo mayor.*

Vamos ahora a presentar una *escala de evaluación del riesgo de suicidio,* esto es, un método para medir o cuantificar la intensidad de estos impulsos, con el fin de valorar con más precisión esas tendencias autoagresivas. *Toda escala de comportamiento pretende obtener una información cuantificada, objetiva.* Se trata de cuantificar lo cualitativo: la tristeza, la ansiedad o, en este caso, el riesgo de suicidio [30]. Tienen una gran utili-

---

30 Esta *escala de conducta* fue presentada inicialmente en el *International Congress for Suicide Prevention,* celebrado en Ottawa (Canadá) en 1980. Está en su fase final de *validación* y es un instrumento de me-

dad práctica. Esta que ahora presentamos es *autovalorada,* lo que quiere decir que es el propio sujeto el que responde, sin la ayuda ni del médico ni de ninguna otra persona del equipo de tratamiento. Son veinte *items* o cuestiones valoradas de 0 a 4. La máxima puntuación se sitúa en 80. A partir de 30 puntos es importante consultar con un psiquiatra porque es necesario seguir un tratamiento médico. Tiene, además, la ventaja de que permite un seguimiento del sujeto desde el principio del tratamiento, pudiéndose así observar cómo responde a la medicación y a las distintas medidas terapéuticas arbitradas; por eso aparecen los casilleros de *flechas.*

---

dida psicológica de gran utilidad para la práctica clínica diaria, así como para los trabajos de investigación.

Hoy han proliferado mucho las escalas de conducta; las hay para valorar la depresión, la ansiedad (veremos algunas al final del capítulo V), las fobias, la esquizofrenia, el nivel de neurosis y un largo etcétera.

ESCALA DE ROJAS PARA VALORAR EL RIESGO DE SUICIDIO

Investigador .... N.º historia clínica ......

Enfermo ....

Fechas

1. Estado de ánimo deprimido
2. Impotencia para la vida
3. Diselpidia
4. Inhibición de agresiones
5. Aborrecimiento de sí mismo
6. Llanto
7. Sentimientos de culpa
8. Sentimientos de fracaso
9. Plano cognitivo
10. Aislamiento
11. Asertividad
12. Deseos de muerte
13. Impulsos de suicidio
14. Concreción de la inclinación suicida
15. Pérdida del apetito
16. Pérdida de peso
17. Imposibilidad para trabajar
18. Libido
19. Sueños de autoaniquilación
20. Insomnio

Nota: Se remite al lector a las páginas siguientes, donde se explica cada uno de los epígrafes. Cada cuestión ha de ser valorada de 0 a 4 puntos.

— A partir de 30 puntos es importante consultar con un psiquiatra porque es necesario seguir un tratamiento médico.

ESCALA DE ROJAS PARA VALORAR EL RIESGO DE SUICIDIO

1. *Estado de ánimo deprimido*
   0. No me encuentro deprimido.
   1. Me siento ligeramente deprimido, bajo de ánimo. No tengo ganas de nada.
   2. Tengo bastante pena.
   3. Estoy profundamente triste y abatido.
   4. Tengo tal tristeza que ya no puedo más.

2. *Impotencia para la vida*
   0. Me siento capaz de realizar mi vida.
   1. Me encuentro con pocas fuerzas y vigor para vivir.
   2. Me veo con pocas posibilidades de salir adelante. Estoy cansado de la vida.
   3. Soy impotente para llevar mi vida hacia adelante. No tengo ganas de vivir.
   4. No puedo seguir así. No tengo fuerzas para nada. Es imposible la vida.

3. *Diselpidia*
   0. No me siento desesperado.
   1. Estoy algo desalentado (decepcionado).
   2. Estoy desmoralizado. Veo muy mal el futuro.
   3. Tengo una gran desesperación. Es muy difícil salir de donde estoy.
   4. Tengo una profunda desesperanza. Ya no puedo esperar nada mío ni de nadie.

4. *Inhibición de agresiones*
   0. Cuando es necesario, manifiesto claramente mis reacciones agresivas y mi descontento por algo.
   1. A veces contengo mis reacciones agresivas.
   2. Suelo contener con frecuencia mis reacciones agresivas.
   3. La mayoría de las veces me abstengo de protestar cuando me hacen algo desagradable.
   4. Siempre inhibo (contengo) mi agresividad y me retraigo de protestar, sea lo que sea y ante quien sea.

5. *Aborrecimiento de sí mismo*
   0. No me aborrezco.
   1. A veces estoy descontento conmigo mismo.
   2. Con bastante frecuencia reniego de mí mismo.
   3. La mayoría de las veces me odio y desprecio.
   4. Me detesto como persona.

Escala de Rojas para valorar el riesgo de suicidio *(Continuación)*

6. *Llanto*
   0. No lloro casi nunca.
   1. A veces lloro.
   2. Ahora lloro más de lo normal.
   3. Me paso el día llorando.
   4. Quisiera llorar y desahogarme, y ya ni eso puedo.

7. *Sentimiento de culpa*
   0. No me siento culpable.
   1. A veces me siento culpable.
   2. Muchas veces veo que tengo yo la culpa de todo.
   3. Siempre pienso que es mi culpa, por mis errores.
   4. Soy absolutamente culpable de todo, no tengo perdón.

8. *Sentimientos de fracaso*
   0. No me siento fracasado.
   1. A veces me siento fracasado.
   2. Muchas veces me veo como una persona malograda y desengañada.
   3. La mayoría de las veces tengo delante el infortunio y el fracaso de mi vida.
   4. He fracasado en la vida y me encuentro absolutamente frustrado. No valgo nada.

9. *Plano cognitivo*
   0. Percibo todo igual que antes. Mis observaciones, pensamientos, ideas y juicios son como han sido siempre. Me veo a mí mismo, a mi futuro y a lo que me rodea igual que siempre.
   1. Ultimamente lo que veo, mis recuerdos, mis pensamientos, mis juicios, son menos positivos. Me veo peor, al igual que a mi futuro y a todo lo que me rodea.
   2. Noto que tengo menos capacidad para concentrarme, menos memoria; mis pensamientos son negativos y mis juicios pesimistas. Todo lo percibo como problemático y difícil de superar.
   3. Tengo grandes dificultades para concentrarme. Leo y no capto el contenido. Estoy muy abstraído. Me falla mucho la memoria. Mis pensamientos son tristes. Tiendo a fijarme sólo en detalles negativos, a agrandar los problemas y a pensar en términos extremistas (blanco-negro, bueno-malo, amor-odio, útil-inútil, etc.).
   4. Todo lo que veo, recuerdo o enjuicio es tremendamente triste. No puedo concentrarme en nada. Veo la vida negra, llena de obstáculos y sin sentido. Me siento vacío de todo y sin apoyo. Estoy en una situación límite.

10. *Aislamiento*

0. Me comunico y me relaciono igual que siempre.
1. Me cuesta más establecer relaciones, comunicarme, salir, distraerme.
2. Me cuesta bastante establecer relaciones.
3. Es muy difícil para mí tener relaciones sociales, y paso el día solo y sin hablar con nadie.
4. Estoy solo, no puedo hablar con nadie, me es imposible comunicarme y relacionarme. Mi soledad e incomunicación son totales.

11. *Asertividad*

0. Tengo la misma habilidad social que siempre he tenido. Capto normalmente el comportamiento de los demás y lo que significa; sé responder a los estímulos exteriores del mismo modo que siempre.
1. Ultimamente doy más explicaciones que antes sobre mi comportamiento. Tengo algo menos de habilidad que antes para la relación social.
2. Tengo bastante menos habilidad social que antes. Me cuesta expresar opiniones contrarias a las que escucho. Me quedo un poco parado ante la gente. Me cuesta decir que no. He perdido bastante el contacto con los demás. Si tuviera que ponerme una nota en participación social, ésta sería de aprobado bajo o suspenso alto.
3. Mis habilidades sociales han quedado reducidas al mínimo. Ante la gente me quedo sin saber qué hacer ni decir. Me es imposible decir que no. La relación con los demás se me hace imposible. Si tuviera que ponerme una nota en participación social, ésta sería de suspenso.
4. Mis habilidades sociales son nulas. Jamás digo que no. Cuando estoy con gente no sé en absoluto lo que hacer ni decir. No tengo ningún interés en entenderme con los demás. Si tuviera que ponerme una nota en participación social, no tendría más remedio que ponerme un cero.

12. *Deseos de muerte*

0. No deseo morirme.
1. A veces deseo morirme.
2. Muchas veces pienso que sería mejor morirme.
3. Estoy deseando morirme. Yo así no puedo vivir.
4. Ya no puedo más. Esto es insoportable. Mi única ansia (deseo, aspiración) es morirme cuanto antes.

Escala de Rojas para valorar el riesgo de suicidio *(Continuación)*

13. *Impulso suicida*

0. No tengo inclinaciones de hacer nada contra mí mismo.
1. A veces tengo ideas de hacerme daño.
2. Con bastante frecuencia tengo inclinaciones suicidas.
3. Siento fuertes y casi constantes arrebatos (empujones, presiones, incitaciones) suicidas.
4. Lo mejor para mí sería suicidarme, si tuviera fuerzas para ello.

14. *Concreción de la inclinación suicida*

0. No he tenido ideas de suicidio.
1. A veces he tenido ideas de suicidarme, pero sin pensar en hacerlo de verdad.
2. Bastantes veces he pensado en quitarme la vida e incluso cómo hacerlo.
3. Tengo permanentemente ideas de suicidio, he pensado mucho en cómo hacerlo.
4. Quisiera suicidarme y terminar de una vez. He pensado muchas veces en la forma de hacerlo.

15. *Pérdida del apetito*

0. Tengo el mismo apetito de siempre.
1. Ultimamente he notado que tengo menos ganas de comer.
2. Tengo ahora bastante menos apetito que antes.
3. Tengo cada día menos apetito.
4. He perdido totalmente las ganas de comer.

16. *Pérdida de peso*

0. Peso igual que antes.
1. Creo que he perdido uno o dos kilos.
2. He perdido tres o cuatro kilos.
3. He perdido de unos cinco a siete kilos.
4. He perdido últimamente más de siete kilos.

17. *Imposibilidad para trabajar*

0. Puedo trabajar igual que antes.
1. A veces no puedo trabajar, se me han quitado las ganas.
2. Muchas veces me siento sin fuerzas para realizar mi trabajo habitual.
3. Estoy sin ninguna facultad para trabajar.
4. Soy incapaz de llevar a cabo ningún tipo de trabajo.

Escala de Rojas para valorar el riesgo de suicidio *(Continuación)*

18. *Libido*
    0. Siento que el sexo me atrae ahora igual que antes.
    1. A veces me siento menos atraído hacia el sexo.
    2. Veo que cada vez todo lo referente al sexo me interesa menos. Lo hago por cumplir con mi pareja, pero cada día con menos ganas.
    3. La vida sexual no me dice nada, me es casi indiferente.
    4. He perdido todo el interés por las cuestiones relacionadas con la sexualidad.

19. *Sueños de muerte y aniquilación*
    0. No he soñado últimamente con cosas de muertos, ni de nada por el estilo.
    1. Ultimamente, en alguna ocasión, he tenido sueños de muertos.
    2. He tenido sueños en los que la gente que yo conocía moría. Eran angustiosos.
    3. Sueño con mucha frecuencia que personas que conozco y que viven se mueren. Son sueños tristes. Otras veces sueño que me destruyo y que acabo conmigo.
    4. Ahora siempre sueño con escenas en las que alguien a quien yo quiero o conozco se muere. Sueño continuamente que me mato, que me quito de en medio.

20. *Insomnio*
    0. Duermo igual que siempre.
    1. A veces, de tarde en tarde, duermo mal de noche.
    2. Con bastante frecuencia duermo mal por la noche.
    3. Casi siempre duermo mal de noche.
    4. Tengo un insomnio casi total. Duermo sólo tres o cuatro horas.

V. TRATAMIENTO

Como en casi todos los trastornos psíquicos es necesario trazar un diseño terapéutico que abarque tres tipos de medidas: farmacoterapia (medicación), psicoterapia (aproximación a la personalidad y a la conducta, con el fin de mitigar la ansiedad) y socioterapia (medidas sociales que van a tener un efecto curativo). El tratamiento debe ser siempre triple, integrador de esas tres directrices, aunque en proporciones distintas según el tipo de ansiedad, las circunstancias que rodean al sujeto, los factores desencadenantes y si es la primera vez que aparece ésta o han existido ya otros momentos ansiosos.

Los objetivos del tratamiento en los diferentes tipos de ansiedad (fobias y obsesiones, además de las enfermedades psicosomáticas) van encaminados a suprimir de entrada la ansiedad y, además, a poner en marcha dispositivos de adaptación convenientes, facilitando así la posibilidad de que el paciente pueda, en el futuro, con la ayuda del médico, atajarla, frenarla, impedir que prospere. Así podrá llegar a dominar la situación, conociendo las características clínicas y los ensayos que puede hacer para sortearla.

Uno de los primeros ansiolíticos (sustancias que suprimen o hacen disminuir la ansiedad) *ha sido el alcohol, ya que éste tiene cuatro efectos casi inmediatos: eleva el estado de ánimo, rebaja el nivel de la ansiedad, desinhibe y tiene un cierto efecto analgésico.* De ahí que muchos alcohólicos más o menos crónicos, o sujetos con hábito de beber, tengan un fondo depresivo-ansioso que gracias al alcohol está más o menos controlado. A lo largo de la historia se han utilizado otras sustancias extraídas de plantas, pero es hacia mediados del siglo XIX cuando se introduce el *bromuro potásico,* ya que se pensaba que la epilepsia estaba relacionada con la menstruación y, muy especialmente, con una sexualidad exaltada, excesiva. No había base para ello, pero esto permitió obtener el primer fármaco para curar la epilepsia, además del primer medicamento para combatir la ansiedad.

Pocos años después se sintetizó el *hidrato de cloral,* que tenía buenos efectos para combatir el insomnio y, por extensión, se aplicó también en la ansiedad. Hacia el final del XIX von Baeyer descubre los *barbitúricos* y, en 1950, aproximadamente, se sintetizan los primeros *tranquilizantes,* concretamente dos: la *mefensina* primero y, algo más tarde, los llamados *meprobamatos.* Por último llegan las *benzodiacepinas,* que nos descubren un nuevo y esperanzador panorama. Estamos en 1960. Desde ahí hasta la actualidad el trayecto ha sido apasionante y lleno de objetivos concretos y hallazgos importantes.

En el cuadro número 33 recogemos los medicamentos más importantes para la ansiedad (anotamos el nom-

Cuadro núm. 33

FARMACOS QUE ACTUAN SOBRE LA ANSIEDAD (ansiolíticos)		
Nombre bioquímico	*Nombre comercial*	*Dosis media aproximada (en mg./día)*
Alprazolan	Trankimazin	1-2
Bentazepan	Tiadipona	45-75
Bromazepan	Lexatin, Sintrogel	4,5-10,5
Clobazan	Noiafren, Clarmyl	10-30
Cloracepato potásico	Tranxilium, Dorken	15-40
Clotiacepan	Distensan	15-30
Cloxazolan	Betavel	3-6
Clordiacepóxido	Librium, Huberplex	10-40
Diacepan	Diacepan, Valium, Tepazepan	10-20
Hidrato de hidroxicina	Atarax	50-75
Ketazolan	Sedotime, Marzen	30-45
Lorazepan	Orfidal, Idalprem, Sedicepan	10-15
Medazepan	Lasacepan, Nobitrol, Nobrium	10-20
Oxazolan	Hializan	10-25
Pinacepan	Duna	5-15
Temacepan	Tensotil	15-20

bre bioquímico primero y, después, el nombre comercial y la dosis media aproximada).

Todos estos fármacos constituyen el llamado grupo de las *benzodiacepinas*, que son los más eficaces para reducir el nivel general de ansiedad. Como ya expusimos (aunque brevemente) en el capítulo I, actúan sobre el sistema límbico y la corteza cerebral. Tienen los siguientes efectos, por este orden de importancia:

1. *Efecto disolvente de la ansiedad.* Todos estos medicamentos lo tienen, aunque con bastantes matices. Así, el *diacepan* (Diacepan, Valium, Tepazepan, Aneurol) es el más común y tiene un efecto medio muy eficaz

en este sentido. Por el contrario, el *lorazepan* (Orfidal, Idalprem, Sedicepan, Loracepan) es cinco veces más activo que los demás en este sentido.

2. *Efecto de relajación muscular.* La gran mayoría son capaces de producir *miorrelajación.* Los más eficaces en ello son los fármacos pertenecientes a la familia *diacepan* (Valium) y después el *bromacepan* (Lexatin, Sintrogel).

3. *Efecto facilitador del sueño.* También denominada *acción hipnótica o inductora del sueño.* Tres de los más importantes de ellos no van en el cuadro número 33, porque se consideran *hipnofacilitadores:* el *flunitracepan* (Rohipnol), cuyo uso es habitual en la clínica y que debe administrarse una media hora antes de acostarse, con un tiempo de latencia (tiempo en el que comienza su efecto) de unos quince minutos; su efecto dura de seis a ocho horas, sin efecto residual matinal; el *triazolam* (Halción), que es otro excelente fármaco,

Cuadro núm. 34

PRINCIPALES ACCIONES DE LAS BENZODIACEPINAS

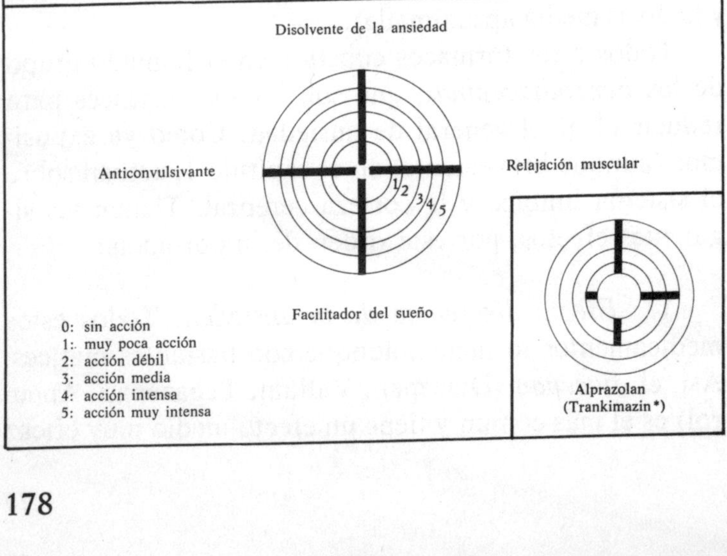

y el *fluracepan* (Dormodor). Estos no son propiamente ansiolíticos en sentido estricto. Las benzodiacepinas tienen una actuación en este campo, aunque con variaciones. Nosotros utilizamos mucho el *laprazolam* (Trankimazin), el *lorazepan* (Orfidal) y el *nitracepan* (Mogadon).

4. *Efecto anticonvulsivo.* Tal es el caso del *diacepan,* que lo empleamos frecuentemente por vía endovenosa. También se utiliza el *clobazan* (Noiafren, Clarmyl). No obstante, hoy se sabe que su efecto es transitorio y que tiende a desaparecer si se utilizan frecuentemente.

Existen además otros fármacos que también actúan como ansiolíticos, aunque ya éste no es su primordial efecto. Los utilizamos a menudo, pues no hay que olvidar las variedades de presentación de la ansiedad, así como su asociación a otros cuadros clínicos (depresión, fobias, obsesiones, insomnio, etc.). Estos quedan expuestos en el cuadro número 35. Son muy frecuentes los *betabloqueantes,* que son sustancias que bloquean unos

Cuadro núm. 35

JERARQUIA DE FARMACOS PARA COMBATIR LA ANSIEDAD
1.º Ansiolíticos
2.º Betabloqueantes
3.º Tranquilizantes menores
4.º Tranquilizantes mayores
5.º Facilitadores del sueño
6.º Antidepresivos
7.º Antihistamínicos
8.º Algunos analgésicos
9.º Anestésicos (en algún caso excepcional)
10.º Asociación de algunos de ellos

Cuadro núm. 36

PRECAUCIONES Y EFECTOS SECUNDARIOS
DE LAS BENZODIACEPINAS

Precauciones

No deben emplearse en los tres primeros meses del embarazo.
Está contraindicado tomar alcohol al mismo tiempo (depresión SNC).
Los antiácidos disminuyen su velocidad de absorción.
Los antidepresivos aumentan su acción sedante.
Las píldoras contraceptivas disminuyen su acción ansiolítica.
Debe controlarse la tensión arterial al principio del tratamiento.
Los barbitúricos incrementan su efecto.
Debe vigilarse su efecto en personas muy delgadas e hipersensibles a este tipo de fármacos.
Precaución en niños y ancianos.
Usarlos con vigilancia en enfermos respiratorios (riesgo de depresión respiratoria, por acción sobre el SNC).

Efectos secundarios

Sequedad de boca.
Somnolencia al principio (es conveniente empezar con dosis bajas).
Sensación de mareo e inestabilidad espacial.
Dificultades en la marcha (sólo al principio).
Sensación de pesadez en la cabeza.
Estreñimiento (a veces puede ser muy ostensible).
Visión borrosa.
Dificultades en la memoria reciente.
Disminución de la libido sexual.
En algunas ocasiones, *reacciones paradójicas*: inquietud, más ansiedad, agitación, irritabilidad, insomnio, humor oscilante.
Descenso del rendimiento intelectual (sólo al principio).

Dependencia y forma de supresión

A dosis altas, existe el riesgo de la dependencia (no puede dejarse).
Su riesgo de dependencia es inferior a los facilitadores del sueño.
Después de tomarlas mucho tiempo, no pueden interrumpirse bruscamente, sino de forma gradual: sustituyéndolas por otras más suaves.
Que el sujeto no tome la medicación por su propia cuenta, ni que aumente la dosis por su cuenta y riesgo.
Todas las benzodiacepinas producen una cierta dependencia.

SNC = Sistema Nervioso Central.

receptores de las células periféricas y que en los últimos años han demostrado su eficacia en este campo. Se han utilizado especialmente en cardiología: infarto de miocardio, taquicardias, hipertensión arterial, etc. También se han empleado en los desequilibrios vegetativos y casos de hipertiroidismo. Los más usados: *propanolol* (Sumial), *oxprenolol* (Trasicor) y el *timolol* (Blocadren); están contraindicados en el asma bronquial.

Entre los *tranquilizantes menores* el más importante es el *meprobamato,* que actúa relajando los músculos (Dapaz, Miltamato, Miltown, Mepavlon). Fueron los primeros y aún conservan su radio de acción. Cuando la ansiedad es extraordinaria, incluso con temblores y agitación, recurrimos a los *tranquilizantes mayores,* cuyo primer exponente son las *butirofenonas* (Haloperidol, Triperidol). Tienen una excelente utilidad, pero deben suministrarse asociados a los correctores extrapiramidales, ya que tienen efectos secundarios sobre el sistema extrapiramidal. Otros: *levopromacina* (Sinogan) y *tioridacina* (Meleril). En el cuadro número 36 se detallan las precauciones y efectos secundarios de las benzodiacepinas.

PSICOTERAPIA

Mientras la ansiedad sea muy marcada, el tratamiento de elección es medicamentoso. Cuando el nivel de ésta haya descendido, deben emplearse algunas técnicas psicoterapéuticas.

¿Qué es la psicoterapia? Se puede decir que *es aquella relación médico-enfermo a través de la cual desaparece la ansiedad y se crea un clima de influencia positiva que permite corregir los mecanismos inadecua-*

dos de la personalidad. Esa es su grandeza. Hay que hacer una distinción *a priori*. Existe una *actitud psicoterapéutica*: aquella que tiene cualquier médico de la especialidad que sea ante su enfermo, y que consiste en tener capacidad de comprensión, ponerse en el lugar del otro y ser capaz de establecer un *rapport* cordial y una atmósfera en la que el paciente pueda abrirse y contar su intimidad, sin ningún tipo de recelo. Existen, además, las distintas *técnicas terapéuticas,* que tienen ya una indicación precisa y unos esquemas de actuación concretos y delimitados.

¿Cuáles son esas *técnicas,* o cuáles son las que tienen más utilidad en el caso que nos ocupa, la ansiedad? En principio, los objetivos de toda psicoterapia son: ayudar a comprenderse uno mejor a sí mismo; saber conocer e interpretar mejor la realidad; aprender a tener un mayor autocontrol: dominar los impulsos y llegar a ser dueño de uno mismo; ir teniendo reacciones más lógicas y comprensibles en las que exista una mejor relación estímulo-respuesta. En definitiva, ir consiguiendo una armonía de la personalidad o, dicho en términos coloquiales, encontrarse a uno mismo, llegar a ser individuo, sujeto, persona, alguien con un estilo y un sello propios y particulares. Esto traerá consigo una mayor libertad interior y una mayor responsabilidad.

Veamos someramente las técnicas que deben manejarse aquí.

La técnica más habitual es la *psicoterapia de apoyo,* que consiste en explicarle al sujeto lo que le pasa. Esto le tranquiliza y de algún modo le hace comprender lo que le sucede. Además de la farmacoterapia, se le dan algunas pautas psicológicas sencillas para el futuro, sobre todo si éste ha quedado marcado por el impacto de alguna crisis de ansiedad. En tal caso, puede haber reaccionado con un temor intenso, o incluso fóbico, a salir a la calle, a ir a ciertos sitios donde estuvo envuelto en ansiedad o donde se produjo la crisis, etc. Puede ser muy conveniente darle una medicación para que lleve siempre consigo y que tome en los casos de necesidad [31].

La *psicoterapia existencial* puede ser interesante en los casos de una ansiedad envuelta en conflictos biográficos. Entonces el recorrido por el pasado puede ser conveniente y, a la vez, curativo.

La *psicoterapia de Adler* pone sobre el tapete los complejos de inferioridad y la inseguridad. Pretende fortalecer la personalidad e ir desmontando estas actitudes.

La *psicoterapia de Jung* tiene un sentido metafísico: pedagogía y concreción de ideales. Tiende a reunir elementos psicológicos de diversas áreas, con el fin de que se vaya produciendo una metamorfosis de la personalidad y una progresiva y mayor seguridad.

La *psicoterapia psicodinámica* bucea en los motivos que se han ido observando a lo largo del despliegue personal. Puede ser muy útil en aquellos casos que se dirigen hacia las enfermedades psicosomáticas, partiendo de la ansiedad. Además, descubre y analiza los traumas afectivos, intentando que se superen y no dejen una huella permanente, que sería el germen de una futura neurotización o de una personalidad cada vez más conflictiva, difícil y ansiógena.

El *psicoanálisis de Freud* tiene escasa utilidad práctica para la ansiedad, tanto en las crisis como en las formas generalizadas. Es útil para ahondar en el cono-

---

[31] A esto se le llama *mecanismo sotérico*: se combate el temor al llevar «una cierta seguridad» consigo. Lo mejor es recomendar un ansiolítico incisivo, fuerte y que tenga una absorción rápida para que se note su efecto lo antes posible.

cimiento propio, conocer mejor los mecanismos de la personalidad y las influencias de las figuras parentales en el troquelado de la personalidad.

Las técnicas de *hipnosis* y la *sugestión* pueden tener efectos beneficiosos. Ambas utilizan la atención y la estimulación verbal mediante la entrada en una especie de trance o comunicación hipnótica, que es una forma particular de transferencia. Estos métodos tienen una eficacia moderada y dependen también del tipo de personalidad del que la recibe.

Son muy interesantes los *métodos de relajación,* que van desde el *entrenamiento autógeno* a las *hipnosis fraccionadas,* pasando por técnicas sencillas en las que el sujeto se ayuda de un libro o de una cassette, con lo cual termina aprendiendo a relajar sus tensiones y a controlarse mejor. El *entrenamiento autógeno* de Schultz-Hencke consiste precisamente en enseñar la relajación miembro por miembro. Se parece algo a la hipnosis, ya que en muchos casos al final se logra un semi-sueño. La *hipnosis fraccionada* de Kretschmer: se combinan los ejercicios de relajación con otros de fijación. Relajación paulatina de grupos musculares.

Puede ser útil emplear, en intervalos breves de tiempo, una técnica de relajación y ansiolíticos en perfusión endovenosa. De tal modo, se facilita el aprendizaje con una medicación puesta directamente en el torrente circulatorio.

Las *psicoterapias colectivas* pueden ser aplicadas *a posteriori,* una vez que se han colapsado los síntomas más típicos de la ansiedad, pero nunca al principio o como terapia fundamental. Van desde la *terapia ocupacional* a la más frecuente de todas, la *psicoterapia de grupo,* muy conocida incluso a nivel popular. También existen las *terapias institucionales,* que se desarrollan en un medio hospitalario. En la misma línea está el *psicodrama,* que consiste en la representación escénica de los dramas y traumas personales, primero desempeñando cada uno su papel y, después, cambiando los roles con el fin de profundizar en el resto de los componentes de ese minigrupo.

Por último, un apartado de enorme importancia en las fobias y obsesiones: *la terapia conductista* en sus diversos métodos y la más reciente *terapia cognitiva.* La primera es desandar el aprendizaje anómalo, como sucede en las fobias: recuérdese el caso de nuestra enferma Rocío O.; la conducta anómala ha sido adquirida por un aprendizaje defectuoso e incorrecto. Su eliminación tiene que llevarse a cabo, además de por un aporte medicamentoso básico, por el empleo de estas técnicas. Son muchas y variadas, cada una con matices y derivaciones que se amoldan al caso en concreto [32]. La segunda pretende recomponer el *lenguaje interior del sujeto,* es decir, corregir los procesos defectuosos de recogida de la información que le llega tanto de fuera como de sí mismo: ideas, pensamientos, recuerdos, juicios, valoraciones, forma de pensar, etc. Decía un enfermo mío, como ejemplo de errores en el procesamiento de la información: «Doctor, no sé qué me pasa, pero

---

32 Las dos más frecuentes son la *desensibilización,* que se suele apoyar inicialmente en la relajación y las *técnicas aversivas.*

Todas ellas se han conseguido como consecuencia de los progresos en la investigación psicológica.

Estas técnicas se basan en la *aproximación en vivo* a esos estímulos y situaciones difíciles, unas veces de forma gradual y, otras, sobre la marcha. El médico acompaña a su enfermo, lo lleva a esas situaciones y le ayuda a superarlas. Ese *enfrentamiento* produce ansiedad al principio (es lógico e inevitable), pero a medio plazo es muy beneficioso, sobre todo en las fobias, obsesiones y fenómenos obsesivo-compulsivos.

tengo una habilidad especial para fijarme en alguien que tiene un defecto físico o para observar a una persona amargada... Siempre capto lo negativo.» Este sujeto, neurótico, ha aprendido a detenerse y hacer suyo todo lo que ve, pero sesgadamente, siempre con esas notas negativas que le han ido llevando con el paso del tiempo a ser un enfermo psíquico, que vive además con bastantes dosis de ansiedad.

Por último, la *logoterapia* de Victor Frankl pretende hacer recobrar el sentido de la vida. Muchos enfermos ansiosos tienen la vida vacía, hueca, sin objetivos, y están sumidos en un presente sin horizontes. Hay que absorber y digerir las frustraciones, los problemas y las dificultades que la existencia plantea. Frankl propone metas espirituales, trascendentes: el desarrollo de los valores artísticos, creativos y espirituales.

Toda psicoterapia que se precie de tal debe estar centrada en el *insight* o autoconocimiento. Para ello siempre se necesita tiempo y que el psicoterapeuta tenga una fuerte personalidad, madurez emocional e intelectual, sensibilidad, un cierto grado de intuición, capacidad de empatía, flexibilidad y comprensión, así como criterios psicológicos sólidos y una buena formación psicológica teórica y práctica.

En nuestra actividad clínica diaria utilizamos muy a menudo *técnicas de autocontrol emocional,* tales como las de relajación progresiva y respiración, las de detención del pensamiento, las de rechazo de ideas irracionales (de gran utilidad en fobias y en obsesiones ligeras), técnicas para aprender a hacer disminuir la ansiedad y atemperar las reacciones del estrés, así como las que pretenden corregir hábitos deficientes en la comida (anorexia, bulimia).

Socioterapia

Aquí buscamos que el medio del sujeto ansioso mejore. En su entorno debemos distinguir los siguientes planos: *el familiar,* que puede en muchas ocasiones generar ansiedad o mantenerla. Piénsese en las familias rotas, separadas, que tanto abundan en este tramo final del siglo XX en el mundo occidental. Igual sucede con las familias neuróticas o aquellas otras que viven en un ambiente cargado de tensiones.

Después nos encontramos con el plano *del trabajo profesional.* Hay ambientes sórdidos, muy negativos, llenos de una competitividad malsana y con una comunicación mínima y tensa.

El plano de las *amistades próximas y remotas.* En personas aisladas, sin trato con gente, con una vida monótona y gris, sin incentivos, ni planes, ni objetivos, ni proyectos y sin una vida compartida, es difícil extraer la ansiedad, salvo la que es expulsada farmacológicamente. La amistad es uno de los grandes patrimonios de la vida. Cuesta conseguirla, pero sus frutos llenan el corazón del hombre.

Socioterapia es ampliar el medio social, mejorarlo, abrir nuevas perspectivas buscando el apoyo, la comprensión y el intercambio con personas más o menos afines. En la consulta diaria nos enfrentamos con problemas de esta naturaleza todos los días. Por eso todo diseño terapéutico debe ser tridimensional: bio-psico-social.

Otras medidas

Vamos a referirnos, finalmente, a una serie de medidas adicionales que en algunos casos pueden tener mucha utilidad. La *hidroterapia* va desde baños tibios o calientes, a veces asociados a sales sedantes o relajantes, a cierto tipo de duchas-masaje o, incluso, la asistencia periódica a algún balneario con aguas curativas para procesos artríticos y musculares. Por extensión tienen un efecto ansiolítico.

La *climatoterapia* consiste en buscar en ciertos períodos del año aquellas zonas en donde la temperatura es más adecuada y el clima más estable, con lo que ceden las tensiones ansiosas. Algunas estaciones termales tienen una situación privilegiada, con lo que cubren los dos aspectos apuntados. Las curas termales han tenido una larga tradición y vuelven de nuevo a estar de moda, dada su utilidad.

Las *fisioterapias* constituyen una gama amplia: masajes, vibroterapia, reeducación corporal o kinesiterapia. Este último apartado es especialmente interesante. La asociación con actividades deportivas, de acuerdo con las condiciones morfológicas y la edad, son también interesantes.

Por último, en algunos casos especiales puede emplearse la *electroterapia:* utilización de corriente continua o farádica y de corrientes alternas de baja frecuencia (farádicas), de alta frecuencia o de onda corta; tiene efectos térmicos, analgésicos, antiespasmódicos y miorrelajantes. En algunos países suele emplearse la *actinoterapia:* radiaciones ultravioleta y especialmente infrarrojas, en casos de ansiedad generalizada y en los hipocondríacos más encarnizados.

La *electroestimulación,* basada en la técnica de Cerletti, puede ser un buen recurso cuando han fallado todos los métodos tradicionales, siempre que se haga previamente un electroencefalograma y una comprobación del funcionamiento cardíaco a nivel general.

ESCALA DE HAMILTON PARA VALORAR LA ANSIEDAD						
FECHA:						
Estado de ánimo ansioso						
Tensión						
Temores						
Insomnio						
Intelectuales (cognitivos)						
Estado de ánimo deprimido						
Somático general (muscular)						
Somático general (sensorial)						
Síntomas cardiovasculares						
Síntomas respiratorios						
Síntomas gastrointestinales						
Síntomas génito-urinarios						
Síntomas autónomos						
Comportamiento general en la entrevista						
Comportamiento fisiológico en la entrevista						
TOTAL PUNTOS						

NOTA: La intensidad del síntoma se valora de 0 a 4 puntos:
0 = No presente. 1 = Ligera. 2 = Moderada. 3 = Marcada. 4 = Muy marcada.
Es heteroaplicada: se la pasa el médico o alguien del equipo terapéutico.

SUMA TOTAL:

— Nivel de ansiedad baja o nula: menos de 9.
— Nivel de ansiedad moderada: 9-17.
— Nivel de ansiedad elevada: más de 17.

Escala de Hamilton para valorar la ansiedad *(Continuación)*

Estado de ánimo ansioso

Preocupaciones
Anticipación de lo peor
Aprensión
Irritabilidad

Tensión

Sensación de tensión
Fatigabilidad
Incapacidad de relajarse
Respuestas inesperadas
Llanto fácil
Temblores
Sensación de inquietud

Temores a:

Oscuridad
Extraños
Quedarse solo
Animales grandes, etc.
Tráfico
Multitudes

Insomnio

Dificultad para dormirse
Sueño interrumpido
Sueño insatisfecho y cansancio al despertar
Ensueños
Pesadillas
Terrores nocturnos

Intelectuales (cognitivos)

Dificultad para concentrarse
Mala memoria

Estado de ánimo deprimido

Pérdida de interés
Insatisfacción en las diversiones
Depresión
Despertar prematuro
Humor diurno oscilante

Somático general (muscular)

Dolores y molestias musculares
Rigidez muscular
Contracciones musculares
Sacudidas crónicas
Crujir de dientes
Voz cambiante

Somático general (sensorial)

Tinnitus (acúfenos)
Visión borrosa
Oleadas de calor y frío
Sensación de debilidad
Hormigueos

Síntomas cardiovasculares

Taquicardia
Palpitaciones
Dolor en el pecho
Latidos
Sensación de desmayo
Fallos de latidos

Síntomas respiratorios

Opresión torácica
Sensación de ahogo
Suspiros
Disnea

Síntomas gastrointestinales

Dificultad para tragar
Dispepsia: Dolor antes y después de comer. Ardores. Pirosis. Plenitud. Sensación de vacío. Náuseas. Vómitos. Digestión lenta y pesada
Borborigmos
Soltura de heces
Pérdida de heces
Estreñimiento
Vientos

Síntomas genito-urinarios

Micción frecuente
Micción imperiosa
Amenorrea
Menorragia
Frigidez
Eyaculación precoz
Falta de erección
Impotencia

Síntomas autónomos

Sequedad de boca
Rubor
Palidez
Tendencia a sudar
Vértigo
Cefalea tensional
Erizamiento del pelo

Comportamiento en la entrevista

GENERAL

Tenso, no relajado
Jugar con las manos, dedos cogidos, enrollar corbatas o pañuelos
Inquietud, temblor de manos, cejas fruncidas, cara tirante
Tono muscular aumentado
Respiración suspirante
Palidez facial

FISIOLOGICO

Tragar saliva
Eructar
Pulso acelerado en reposo
Respiración acelerada
Sacudidas tendinosas
Temblor
Pupilas dilatadas
Exoftalmos
Sudoración
Tics pulpebrales

ESCALA AUTOAPLICADA PARA LA EVALUACION DE LA ANSIEDAD (Zung, 1971)

Nombre: .... Edad: ....
Profesión: .... Fecha: ....
Estado civil: ....

Instrucciones: Conteste a las siguientes cuestiones rodeando con un círculo el número que se ajuste mejor a la frecuencia con que nota los síntomas propuestos, según las cuatro columnas que corresponden a: A = raramente; B = algunas veces; C = muchas veces; D = siempre.

		A	B	C	D
1.	Me siento más ansioso y nervioso de lo normal.	1	2	3	4
2.	Siento miedo sin ver razón para ello	1	2	3	4
3.	Me enfado con facilidad o siento momentos de mal humor	1	2	3	4
4.	Siento como si me derrumbara o me fuera a desintegrar	1	2	3	4
5.	Siento que todo me va bien y nada malo me va a suceder	4	3	2	1
6.	Los brazos y las piernas se me ponen trémulos y me tiemblan	1	2	3	4
7.	Me siento molesto por los dolores de cabeza, cuello o espalda	1	2	3	4
8.	Me siento débil y me canso con facilidad	1	2	3	4
9.	Me siento tranquilo y puedo permanecer sentado fácilmente	4	3	2	1
10.	Siento que mi corazón late con rapidez	1	2	3	4
11.	Estoy preocupado por los momentos de mareo que siento	1	2	3	4
12.	Tengo períodos de desmayo o algo así	1	2	3	4
13.	Puedo respirar bien, con facilidad	4	3	2	1
14.	Siento adormecimiento y hormigueo en los dedos de las manos y los pies	1	2	3	4
15.	Me siento molesto por los dolores de estómago o indigestiones	1	2	3	4
16.	Tengo que orinar con mucha frecuencia	1	2	3	4
17.	Mis manos las siento secas y cálidas	4	3	2	1
18.	Siento que mi cara enrojece y me ruborizo ...	1	2	3	4
19.	Puedo dormir con facilidad y descansar bien ...	4	3	2	1
20.	Tengo pesadillas	1	2	3	4
	PUNTUACIÓN TOTAL =				

SUMA TOTAL:

- — Ansiedad ausente: 20-35.
- — Ansiedad subclínica y variantes normales: 36-51.
- — Ansiedad media-grave: 52-67.
- — Ansiedad grave: 68 →.

[illegible]

[illegible]

Puntuación total

[illegible]

GLOSARIO

Acrofobia: fobia (v.) a las alturas, a las cimas, a las cumbres.

Actinoterapia: tratamiento a base de radiaciones ultravioletas y/o infrarrojos. Puede tener utilidad en la ansiedad generalizada y en los enfermos hipocondríacos.

Afectividad: dícese de todos aquellos fenómenos de naturaleza subjetiva que producen un cambio interno y que se mueven siempre en una dialéctica que se establece entre *aproximación-rechazo* y *tensión-relajación.*

Agorafobia: fobia (v.) a los espacios abiertos.

Aicmofobia: fobia (v.) a los alfileres.

Algofobia: fobia (v.) al dolor. Es decir, un temor de gran intensidad a no ser capaz de sufrir y de resistir el impacto de una enfermedad dolorosa.

Amatofobia: fobia (v.) al polvo.

Angustia: Temor difuso, vago e inconcreto que se percibe como disolución de la propia personalidad. Para muchos autores, detrás de ella se esconde la nada o el vacío. Los síntomas más importantes son de naturaleza física.

Ansiedad: estado subjetivo de temor que se caracteriza por un sentimiento de alerta, de estar en guardia, que se vive como anticipación de lo peor. Aquí, la vivencia es especialmente psicológica e intelectual.

Ansiolíticos: fármacos que actúan sobre las estructuras cerebrales intermedias disolviendo la ansiedad. La mayoría de los fármacos, en su comienzo, derivan de la benzodiacepina. Hoy contamos con un arsenal terapéutico mucho más amplio, que trata de disminuir la ansiedad de los fenómenos según sus características particulares.

Antidepresivos: fármacos que actúan elevando el humor y el estado de ánimo en sujetos con un trastorno depresivo mayor endógeno. Existen muchas familias de antidepresivos (véase ROJAS, E.: «Clasificación de los fármacos antidepresivos», Congreso Mundial de Psiquiatría, Resumen de ponencias, Atenas, octubre, 1989).

Antropofobia: fobia (v.) a los espacios en los que hay mucha gente (aglomeraciones, reuniones sociales, etc.).

Asertividad: capacidad para tener un comportamiento social adecuado, sin agresividad y sin bloqueos de conducta. El término quiere decir «habilidad social».

Astrofobia: fobia (v.) a los astros, a las estrellas.

Betabloqueantes: sustancias que tienen un cierto efecto ansiolítico (v.) y que actúan sobre los receptores de las células periféricas. Su utilización está especialmente indicada siempre que la ansiedad se manifieste en el plano cardíaco (taquicardia, opresión precordial, hipertensión arterial).

Cainotofobia: fobia (v.) a las novedades.

Cancerofobia: fobia (v.) a padecer cáncer.

Carácter: es aquella parte de la personalidad que recibe más influjos del contacto con el exterior: familia, amigos, lecturas, actividades profesionales, etc. En una palabra, todo el perímetro del hombre le influye y le modifica de alguna forma.

Cardiofobia: fobia (v.) a padecer enfermedades cardíacas. Generalmente, esto se concreta en el infarto de miocardio o la angina de pecho.

Cinofobia: fobia (v.) a los perros.

Claustrofobia: fobia (v.) a los espacios cerrados (habitaciones pequeñas, ascensores, etc.).

Cognitivo: concepto psicológico que alude a todo el plano de las ideas, juicios y recuerdos. Hoy sabemos que todo esto entra en nuestro cerebro a través de lo que se denomina *procesamiento de la información*. El cerebro funciona como un ordenador en el que se registra y almacena toda una serie de datos que nos llegan de dentro y de fuera.

Compulsión: aquellas ideas, pensamientos, imágenes o impulsos obsesivos que se acompañan de ciertos actos, ritos o comprobaciones. No dependen de la voluntad. Un ejemplo típico sería el sujeto que necesita por la noche verificar que todas las llaves de la casa están cerradas, o todas las luces están apagadas, o que ha de lavarse las manos muchas veces al día (30, 40, 50 veces) para evitar contaminarse o adquirir una enfermedad contagiosa. Producen un gran sufrimiento y sólo remiten con la aplicación de un tratamiento con tres componentes asociados: fármacos, psicoterapia y medidas socioterapéuticas.

Conductismo: tratamiento psicológico basado en las leyes del comportamiento siguiendo las relaciones *estímulo-respuesta*. Existen muchas técnicas en este sentido. Su utilidad es especialmente marcada en ciertos casos de ansiedad, fobias, obsesiones, problemas sexuales y trastornos de la conducta conyugal.

Depresión: término muy amplio que se ha puesto de moda en los últimos años en la cultura occidental. Puede significar: 1) expresión del *lenguaje coloquial*: tiene sólo un valor sociológico y responde a una vulgarización del término; 2) *tipo de personalidad*: la persona depresiva es aquélla que desde siempre, desde que es consciente de sí misma, tiene una visión personal y de la realidad negativa y pesimista; 3) *síntoma*: signo que puede aparecer en cualquier tipo de enfermedad general: hepatitis, diabetes, enfermedad neurológica o en cualquier enfermedad de cierta gravedad; 4) como *síndrome* significa conjunto de síntomas; 5) como *enfermedad*: aquí es donde tiene su auténtico sentido clínico este vocablo. La enfermedad depresiva puede definirse como un trastorno de la vitalidad debido a alteraciones importantes en la neuroquímica cerebral (las monoaminas biógenas) cuyos síntomas más importantes son la tristeza, la apatía, la falta de ilusión por la vida, la ansiedad, los sentimientos de culpa y, en los casos más graves, las ideas y/o tendencias suicidas. A grandes rasgos existen dos tipos de depresión: a) *endógenas* (hereditarias en su gran mayoría o debidas a disturbios neuroquímicos complejos); b) *exógenas* (se producen por circunstancias de la vida: problemas personales, profesionales, dificultades económicas, pérdida de seres queridos, rupturas en la convivencia y todos aquellos aspectos traumáticos que la vida puede traer consigo). Son frecuentes las depresiones *endo-reactivas*.

Diselpidia: término que indica una incapacidad para proyectarse en el futuro o, dicho de otro modo, para vivir la vida con esperanza. Las principales manifestaciones son la decepción, el desaliento, la desmoralización y la poca esperanza de cara al futuro propio, todo lo cual se desliza hacia la desesperación y la desesperanza.

Dismorfofobia: sentimiento de vergüenza, de disgusto o fobia (v.) auténtica a percibir antiestéticas ciertas partes descubiertas del cuerpo. Las zonas más frecuentemente afectadas en este sentido son: nariz, papada, arrugas, raíz de implantación del pelo, orejas y, menos frecuentemente, las manos.

Disosmofobia: fobia (v.) a expeler malos olores.

Emoción: estado subjetivo afectivo más breve que el sentimiento, que suele tener un comienzo por lo general brusco, súbito, inesperado y que siempre se acompaña de unos síntomas físicos muy vivos. Un ejemplo sería la ansiedad (v.): taquicardia, presión precordial, dificultad respiratoria, despeño diarreico, sequedad de la boca, erección del vello, etc.

Eritrofobia: fobia (v.) a ponerse rojo (dilatación de los vasos sanguíneo-faciales) ante personas o situaciones difíciles. Es muy característico de la persona tímida, retraída y/o introvertida.

Estrés: estado de tensión excesiva y permanente que se prolonga más allá de las propias fuerzas y que suele deberse a un ritmo de vida vertiginoso y a una hiperactividad imparable. Suele terminar en el infarto de miocardio, la depresión, la ruptura conyugal y/o cambios bruscos negativos de la personalidad (v.).

Fobia: temor de gran intensidad, insuperable, terrible y superior a las propias fuerzas, que se produce ante seres, objetos o situaciones. Es necesario diferenciarlo del miedo (v.).

Fotofobia: fobia (v.) a la luz intensa. Se da también en personas retraídas, tímidas, introvertidas y/o neuróticas. Hay que diferenciarla de la molestia real ante la luz que se produce en algunas enfermedades oculares, en las cuales es necesaria una cierta protección para evitar el deslumbramiento.

Galenofobia: fobia (v.) a los médicos.

Galeofobia: fobia (v.) a los gatos.

Ginefobia: fobia (v.) a los ginecólogos.

Glosofobia: fobia (v.) a hablar en público.

Harpaxofobia: fobia (v.) a los ladrones.

Hematofobia: fobia (v.) a la sangre.

Hidrofobia: fobia (v.) al agua.

Hidroterapia: tratamiento a base de baños, duchas o aguas balnearias para curar no sólo enfermedades artríticas o musculares sino también ciertos estados ansiosos.

Hipnofacilitadores: fármacos que ayudan a conciliar el sueño. Existen muchos tipos de insomnios: dificultad para coger el sueño en sus primeros momentos, sueño intermitente, interrupciones del sueño durante la noche, despertar precoz, sonambulismo, sueños con contenido onírico de miedo, terror, pánico o ansiedad.

Hipocondría: actitud aprensiva a través de la cual un sujeto está permanentemente atento a las sensaciones de su cuerpo, dándoles una interpretación negativa. El ejemplo más representativo sería Argan, personaje central de la obra de Molière, *El enfermo* *imaginario.* Este sujeto, al no despegarse de su cuerpo, vive continuamente analizando, escrutando y percibiendo todas las sensaciones que brotan en su geografía corporal. Suele ser una enfermedad grave y de mal pronóstico.

Inteligencia: existen más de tres centenares de definiciones de este concepto. Pero se puede definir como la capacidad de síntesis, la capacidad psicológica para distinguir lo accesorio de lo fundamental y la facilidad para ensayar una solución ante un problema nuevo e inesperado. Existen muchos tipos de inteligencia: teórica, práctica, social, analítica, sintética, explicativa, etc. Hoy está bastante superado el término *cociente intelectual.*

Kinesiterapia: tratamiento de reeducación corporal (masajes, actividad deportiva, vibroterapia).

Metalofobia: fobia (v.) a los metales.

Miedo: temor superable ante seres, objetos o situaciones. Aquí se pueden ensayar caminos de huida o de enfrentamiento racional ante ese temor. El miedo se produce siempre ante algo objetivo, real, evidente y que uno observa con claridad.

Misofobia: fobia (v.) a la suciedad.

Misoginofobia: fobia (v.) a las mujeres.

Musofobia: fobia (v.) a los ratones.

Necrofobia: fobia (v.) a los cadáveres.

Neurosis: término que puede significar muchas cosas. En cualquier caso, todo lo neurótico está precedido por dos notas características: ansiedad y sufrimiento innecesarios. También en este concepto se engarzan los conflictos, los traumas no resueltos y, en definitiva, una personalidad anómala, patológica o desestructurada.

Nictofobia: fobia (v.) a la noche. Es frecuente en los niños y se suele asociar con una fobia a la oscuridad y a la soledad. De ahí que muchas madres dejen por la noche la habitación de su hijo entreabierta y con una luz baja.

Nosofobia: fobia (v.) a padecer enfermedades; especialmente marcada en el caso del cáncer, la sífilis, el SIDA y enfermedades graves en general.

Obsesión: ideas, pensamientos, imágenes o impulsos absurdos, falsos, ilógicos que el sujeto reconoce como carentes de sentido pero que no puede dominar. Hay que hacer una distinción entre obsesiones patológicas y normales. Debemos llamar a estas últimas simplemente preocupaciones, es decir, situaciones complejas que en un momento determinado embargan nuestra vida y que requieren de nosotros una especial atención. Se resuelven con el paso del tiempo y con la aplicación de soluciones adecuadas.

Odontofobia: fobia (v.) a los dentistas.

Pasión: estado subjetivo afectivo vivido con una gran intensidad, que suele estar acompañado de algunos síntomas físicos (taquicardia, sudoración, sequedad de la boca, temblores, etc.) y en el cual puede que la razón diluya y deje paso a una afectividad impulsiva y sin brújula intelectual.

Personalidad: aquella estructura individual en la que se resumen los aspectos físicos (morfología corporal, altura, peso), biológicos, psicológicos, sociales, espirituales y culturales que van a tener una unidad actual y biográfica. En la personalidad hay que distinguir esencialmente dos geografías: carácter (v.) y temperamento (v.).

Psicastenia: término descrito por el médico francés Pierre Janet. Consiste en un descenso de la tensión psicológica que se va a manifestar en la imposibilidad para terminar las cosas, concluir las acciones o los pensamientos. Esto da lugar a una constante reiteración: hay que repetir todo con insistencia, obstinación, tozudez; como en el mito del *eterno retorno,* es un ir y venir asiduo, frecuente y periódico. Sus principales síntomas: inseguridad, duda, cansancio anterior al esfuerzo, falta de voluntad, retracción psicológica, introversión acusada y trastorno de la sexualidad (impotencia y frigidez).

Psicopatología: aquella rama de la psiquiatría que estudia, ordena y sistematiza los principales síntomas psíquicos por áreas (véase, ROJAS, E.: *Psicopatología de la depresión,* Salvat, Barcelona, 1984).

Psicoterapia: técnica a través de la cual una persona cede en su ansiedad o gana en seguridad en sí misma. El gran instrumento aquí es la *palabra* en dos vertientes: la palabra hablada (la que dice el propio enfermo) y la palabra escuchada (el discurso que el médico transmite a su paciente). Existen muchas técnicas de psicoterapia. Cualquier acto médico general, si es positivo, tendrá un fondo psicoterapéutico, lo que significa que el médico no está sólo delante de una enfermedad, sino que está ante una persona enferma.

Querofobia: fobia (v.) a la alegría desbordante.

Sentimiento: estado subjetivo indefinido que tiene siempre un tono positivo o negativo. A grandes rasgos existen sentimientos positivos y negativos, pero no hay sentimientos neutros. Se puede establecer una clasificación de los sentimientos (véase, ROJAS, E.: *El laberinto de la afectividad,* Espasa-Calpe, Madrid, 1988, capítulo II).

SIDAfobia: fobia (v.) a padecer el SIDA. Muchas veces se asocia esta fobia a la sifilofobia (v.).

Sifilofobia: fobia (v.) a padecer enfermedades de transmisión sexual, especialmente la sífilis.

Socioterapia: técnica de tratamiento a través de la cual se trata de modificar, cambiar o ampliar el medio social del enfermo abriéndole nuevas perspectivas y buscando apoyo, comprensión e intercambio con personas más o menos afines.

Suicidio: Conducta autodestructiva a través de la cual un sujeto atenta contra su vida. La mayoría de los intentos de suicidio son de naturaleza depresiva. El denominado «suicidio filosófico» es una pieza de museo en la clínica, ya que detrás de esos gestos y actos autolesivos laten fuertes tensiones emocionales melancólicas (véase, ROJAS, E.: *Estudios sobre el suicidio,* Salvat, Barcelona, 1984).

Tanatofobia: fobia (v.) a la muerte.

Temperamento: aquella parte de la personalidad más heredada, más transmitida genéticamente. El temperamento es difícil de modificar mediante la psicoterapia, ya que tiene un fondo rocoso, pétreo. Puede ser modificado mediante una psicofarmacoterapia.

Toxifobia: fobia (v.) a los venenos.

Traficofobia: fobia (v.) a quedar atrapado en un caos de tráfico de una gran ciudad.

Xenofobia: fobia (v.) a los extranjeros.

Zoofobia: fobia (v.) a los animales en general.

RELACION DE CUADROS

N.º *Pág.*

BIBLIOGRAFIA

ADLER, A.: *Über den Medicin Psychosomatik,* Wiesbaden, 1910.

ALEXANDER, F.: *Psychosomatic Medicina: its principles and applications,* Nortor & Co, Nueva York, 1952.

ALONSO-FERNÁNDEZ, F.: *Fundamentos de la psiquiatría actual,* Paz Montalvo, Madrid, 1979.

——: *Formas actuales de neurosis,* Ed. Pirámide, Madrid, 1981.

BAESTRUP, C. y NIELSEN, M.: «Searching for endogenous benzodiazepine receptor ligans», *Trends in Pharmacol.,* Scc. 1, 1980, 424-427.

BALLUS, C.: «Etiología y patogenia de las obsesiones», Ponencia al XI Congreso Nacional de Psiquiatría, Málaga, 1971.

——: *Psicobiología,* Herder, Barcelona, 1983.

——: «Crisis de angustia», Symposium de la Sociedad Española de Psiquiatría, *Rev. Depto. Psiquiatría Fac. Medic. Barcelona,* XIV, 5, 1987.

CERVERA, S.: «Ansiedad», Curso: *Ansiedad y melancolía,* Universidad Internacional Menéndez Pelayo, Santander, 1-5 agosto de 1988.

DAVIS, M. *et al.*: *Técnicas de autocontrol emocional,* Martínez Roca Ed., Barcelona, 1988.

DSM-III: Manual diagnóstico y estadístico de las enfermedades mentales, Ed. Masson, Barcelona, 1983.

DSM-III-R: Diagnostic and statistical manual of mental disorders, American Psychiatric Association, Washington, 1987.

GONZÁLEZ INFANTE, J. M.: «Semiología del suicidio», Curso monográfico: *Las enfermedades depresivas,* Universidad de Sevilla, 1979.

——: «Trastornos afectivos», Jornadas de Actualización en Psiquiatría, Cádiz, mayo de 1988.

GRADILLAS, V. y TRUJILLO, J.: *Psiquiatría. Pruebas de autoevaluación,* Ed. Científico-Médica, Madrid, 1981.

GRAY, J. S.: *The neuropsychology of anxiety,* Oxford University Press, London, 1988.

GUIMÓN, J. *et al.*: «Las fobias en psicopatología», en *Symposium sobre neurosis fóbicas,* Bilbao, mayo de 1973.

HERAS, de las, J.: *Prevención del suicidio,* Tesis Doctoral, Universidad Complutense de Madrid, 1986.

HOFF, H. y RINGEL, E.: *Problemas generales de la medicina psicosomática,* Ed. Morata, Madrid, 1969.

JORES, A.: *El hombre y su enfermedad,* Ed. Labda, Barcelona, 1961.

KLEIN, D. F.: *Diagnosis of anxiety and differential use of antianxiety drugs,* en *Drug treatment of mental disorders,* Ed. Simpson, Raven Press, Nueva York, 1987.

LÓPEZ IBOR, J. J.: *La angustia vital,* Paz Montalvo, Madrid, 1950.

MARTÍNEZ PINA, A.: *Patología psicosomática en la clínica médica y psicológica,* Ed. Científico-Médica, Barcelona, 1973.

PÉREZ-CRUET, J.: «Bases biológicas en el cuadro clínico de la ansiedad», *Rev. Depto. Psiquiatría Fac. Med.,* 3, Barcelona, 1985, 175-190.

PRIBRAM, K. H.: *Psychological bases of emotion,* en *Handbook of clinical neurology,* ed. Vinken & Bruyn, North-Holland, Amsterdam, 1987.

ROJAS, E.: *Psicopatología de la depresión,* Salvat, Barcelona, 1984.

——: *Estudios sobre el suicidio,* Salvat, Barcelona, 1984.

——: *El laberinto de la afectividad,* Espasa-Calpe, Madrid, 1988.

——: «Clasificación de los fármacos antidepresivos», Congreso Mundial de Psiquiatría, Resumen de ponencias, Atenas, octubre de 1989.

ROJO SIERRA, M.: *Fundamentos doctrinales para una psicología médica,* Toray, Barcelona, 1978.

——: *Lecciones de Psiquiatría,* Promolibro, Valencia, 1984.

SHEEMAN, D. V. *et al.*: «Some biochemical correlates of panic attacks with agoraphobia and their response to a new treatment», *J. Clin. Psychopharmacol.*, 4, 1984, 66-75.

VALLEJO-NÁGERA, J. A.: *Introducción a la Psiquiatría,* Ed. Científico-Médica, Madrid, 1980.

VIDAL, G. y ALARCÓN, R.: *Psiquiatría,* Ed. Panamericana, Buenos Aires, 1986.

WEIZSÄECKER, V.: *El hombre enfermo,* Ed. Miracle, Barcelona, 1956.

[illegible]

[illegible] and [illegible] and their [illegible] for [illegible] [illegible]

[illegible] (1980) [illegible] Madrid, 1980.

[illegible] Ed. Paulinas [illegible] Aires 1982.

[illegible] [illegible]